はじめに

救急・急変看護の現場でしっかり役立つ
いざというとき、知りたいことがすぐ引けるポケット事典

＊本書は、AHA（American Heart Association）やJRC（日本蘇生協議会）による心肺蘇生法ガイドライン2015の変更点を反映した最新情報に基づく改訂版となっています。

◆急変・救急看護の基礎知識が効率的に身につく。
◆フィジカルアセスメントや救急手技のツボがわかる。
◆豊富な症状・疾患別看護ポイント満載で実務に即役立つ。
◆心肺蘇生で使われる薬剤にも強くなる。
◆救急医療の最先端で活躍する医師のアドバイスをもとに編集。

　救急医療で何より大切なことは、迅速で正確な初期対応。この対応が、患者の生命と予後に大きく影響します。だから、救急医療の現場で働くナースの役割は非常に大きいと言えるでしょう。
　救急患者の受け入れ連絡、搬送されてきた患者の観察やトリアージ、救急処置に必要な物品準備、迅速な処置のため適切なサポートなど、ナースに必要な知識とスキルは膨大です。
　本書は、救急患者や急変患者を前にしたナースがやるべきこと、知っておくべきことをわかりやすくコンパクトにまとめました。これからナースを目指す学生の皆さんの参考書としても、ぜひお役立てください。

監修
帝京大学医学部救急医学講座 助手 佐

本書の使い方

巻頭
早わかり「救急看護」
救急看護の大まかな流れをイラストで説明しました。本書のイントロダクションとしてざっと目を通し、関連ページでより深く調べることができます。

Chapter 1
救急・急変看護のキホン
救急・急変看護の基礎知識をまとめました。搬送された救急患者の受け入れから、一次救命処置、二次救命処置まで、最低限必要な知識を身につけてください。

Chapter 2
救急・急変看護チェックポイント
バイタルサインをはじめ、救急・急変患者の容態をチェックするポイントをまとめています。各項目に、利用しやすいチェックポイント表をつけました。

Chapter 3
救急処置の手技
救急処置に必要な手技の準備、方法、使用器具などについてまとめました。処置中や処置後に注意すべきポイントもわかります。

Chapter 4
症状別・看護のポイント
救急患者にはどのような対処が必要かを、症状・疾患・外傷別にまとめました。「ドクター到着前の緊急度チェック→緊急度判定ポイント→緊急対応の流れ」がわかりやすく示されているので、医療現場ですぐに役立ちます。

Chapter 5
救命器具の使い方
Chapter3 救急処置の手技で使用する救命器具について、使い方やサイズの選択法などを具体的に紹介しています。

Chapter 6
救急治療で使う薬品
心肺蘇生の循環補助に使う薬をはじめ、救急治療でよく使われる薬剤を紹介しています。

データカード
瞳孔スケール、GCSなどの意識レベル分類、AIUEOTIPSなどの現場で役立つ暗記法など、救急看護の現場で役立つデータカード。ポケットに入れておくと、いざというとき便利です。

本書では、文中の関連項目を参照しやすいように工夫しています。
青色の参照ページマークが目印です。 >>>P.000
Chapter4 症状別・看護のポイント「胸部外傷」をのぞいてみましょう。
初期治療に必要な処置やバイタルサインのチェックポイントや使用機材など、さらに詳しく調べることができます。

気道確保の手技について詳しく知りたい！ → Chapter3「気道確保」へ

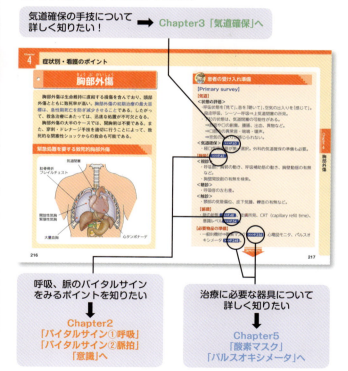

呼吸、脈のバイタルサインをみるポイントを知りたい
↓
Chapter2
「バイタルサイン①呼吸」
「バイタルサイン②脈拍」
「意識」へ

治療に必要な器具について詳しく知りたい
↓
Chapter5
「酸素マスク」
「パルスオキシメータ」へ

本書は原則として2016年3月現在の情報に基づき編集しています。

早引き 救急症状・疾患 50音順一覧

い
意識障害 ……………………… 116
イレウス ……………………… 168
咽喉頭異物 …………………… 194

う
ウイルス性結膜炎 …………… 190

お
嘔吐 …………………………… 148

か
角膜潰瘍 ……………………… 192
角膜上皮障害 ………………… 192
肝性昏睡 ……………………… 180
眼内異物 ……………………… 192

き
急性咽頭蓋炎 ………………… 194
急性冠症候群 ………………… 176
急性中耳炎 …………………… 194
急性中毒 ……………………… 160
急性扁桃炎 …………………… 194
急性膀胱炎 …………………… 198
急性緑内障 …………………… 192
狭心症 ………………………… 176
胸痛 …………………………… 133
胸部外傷 ……………………… 216

け
頸部外傷 ……………………… 212
頸部痛 ………………………… 124
けいれん ……………………… 108
下血 …………………………… 144
血尿 …………………………… 198
下痢 …………………………… 148
言語障害 ……………………… 112

こ
高浸透圧性高血糖状態 ……… 184
呼吸困難 ……………………… 92
骨盤外傷 ……………………… 220

さ
産婦人科救急 ………………… 203

し
四肢外傷 ……………………… 223
消化管穿孔 …………………… 165
上部消化管出血 ……………… 172
●胃・十二指腸潰瘍出血の救急処置
……………………………… 175
●急性胃粘膜病変の救急処置
……………………………… 175
●食道静脈瘤破裂の救急処置
……………………………… 175
ショック ……………………… 104
心筋梗塞 ……………………… 176

腎結石	198
心停止	96

す

水腎症	198
頭痛	124

せ

脊髄損傷	226
穿孔性眼外傷	190

て

低血糖昏睡	185

と

糖尿病性ケトアシドーシス	184
頭部外傷	212
吐血	144

に

尿管結石	198
尿閉	199

ね

熱傷	156
熱中症	152

の

脳血管障害	129
●くも膜下出血	129
●脳梗塞	129
●脳出血	129

は

発熱	152

ひ

鼻腔内異物	194
鼻出血	194

ふ

腹痛	137
不整脈	100

ほ

膀胱腫瘍	198
膀胱タンポナーデ	198

ま

麻痺	112

め

めまい	121

も

網膜中心動脈閉塞症	191

よ

腰痛	141
腰背部痛	198

早引き 救急薬剤名 50音順一覧

※(製)＝製品名　(般)＝一般名

ア

亜硝酸アミル (般・製) ………… 254
アスピリン (般) ………………… 254
アセチルシステイン (般・製) … 254
アデノシン三リン酸ニナトリウム (般)
　　　　　　　　　　　　　　　 254
アデホス (製) …………………… 254
アデール (製) …………………… 257
アドレナリン (般) ……………… 252
アトロピン (般) ………………… 253
アネキセート (製) ……………… 264
アミオダロン (般) ……………… 252
アミサリン (製) ………………… 264
アミノフィリン水和物 (般) …… 255
アルテプラーゼ (般) …………… 255
アレビアチン (製) ……………… 263
アンカロン (製) ………………… 252

イ

イソプロテレノール (般) ……… 255
イノバン (製) …………………… 260
インスリン (般) ………………… 256

ウ

ウリナスタチン (般) …………… 256
ウロキナーゼ (般) ……………… 256
ウロナーゼ (製) ………………… 256

エ

エスラックス (製) ……………… 268

カ

カルシウム (般) ………………… 256
カルチコール (製) ……………… 256
カルペリチド (般) ……………… 256

キ

キシロカイン (製) ……………… 268

ク

クエン酸マグネシウム (般) …… 257
クリアクター (製) ……………… 267
グリセオール (製) ……………… 257
グリセロール (製) ……………… 257
グルトパ (製) …………………… 255
クロルプロマジン (般) ………… 257

ケ

ケタミン塩酸塩 (般) …………… 257
ケタラール (製) ………………… 257

コ

コルホルシンダロパート塩酸塩 (般)
　　　　　　　　　　　　　　　 257
コントミン (製) ………………… 257

サ

サルブタモール硫酸塩（般） …… 258

シ

ジアゼパム（般） ………………… 258
ジクロフェナクナトリウム（般） … 258
ジゴキシン（製） ………………… 259
ジゴシン（般） …………………… 259
硝酸イソソルビド（般） ………… 259
ジルチアゼム（般） ……………… 259
シンビット（製） ………………… 252

セ

生理食塩液（般・製） …………… 260
セルシン（製） …………………… 258
セレネース（製） ………………… 262

ソ

ソセゴン（製） …………………… 266
ソル・コーテフ（製） …………… 262
ソル・メドロール（製） ………… 267

タ

炭酸水素ナトリウム（般） ……… 253

チ

チアミラールナトリウム（般） … 260

チトゾール（製） ………………… 260

テ

ディプリバン（製） ……………… 265
D-マンニトール（般） …………… 260

ト

ドパミン塩酸塩（般） …………… 260
ドブタミン塩酸塩（般） ………… 261
ドブポン（製） …………………… 261
ドルミカム（製） ………………… 266

ニ

ニカルジピン塩酸塩（般） ……… 261
ニトプロ（製） …………………… 262
ニトログリセリン（般） ………… 261
ニトロプルシドナトリウム（般） … 262
ニトロール（製） ………………… 259
ニフェカラント塩酸塩（般） …… 252

ネ

ネオフィリン（製） ……………… 255

ノ

ノーベルバール（製） …………… 263
ノボ・ヘパリン（製） …………… 266
ノルアドレナリン（般・製） …… 262

ハ

バイアスピリン（製） ………… 254
パム（製） ………………… 264
ハロペリドール（般） ………… 262
ハンプ（製） ……………… 256

ヒ

ヒドロコルチゾンコハク酸
　エステルナトリウム（般） … 262
ヒューマリンR（製） ………… 256

フ

フェニトインナトリウム（般） … 263
フェノバルビタール（般） …… 263
フェンタニル（般・製） ……… 263
ブプレノルフィン塩酸塩（般） … 264
プラリドキシムヨウ化物（般） … 264
フルマゼニル（般） ………… 264
フルルビプロフェン（般） …… 264
プロカインアミド（般） ……… 264
フロセミド（般） …………… 265
プロタノール（製） ………… 255
プロポフォール（般） ……… 265

ヘ

ベクロニウム臭化物（般） …… 265
ベネトリン（製） …………… 258

ヘ（続き）

ヘパリンナトリウム（般） …… 266
ペルジピン（製） …………… 261
ヘルベッサー（製） ………… 259
ペンタゾシン（般） ………… 266

ホ

ボスミン（製） ……………… 252
ボルタレンサポ（製） ……… 258

マ

マグコロール（製） ………… 257
マグネシウム（製） ………… 253
マスキュラックス（製） ……… 265
マンニットール（製） ……… 260

ミ

ミダゾラム（般） …………… 266
ミラクリッド（製） ………… 256
ミリスロール（製） ………… 261
ミルリノン（般） …………… 267
ミルリーラ（製） …………… 267

メ

メイロン（製） ……………… 253
メチルプレドニゾロンコハク酸
　エステルナトリウム（般） … 267

モ
モルヒネ塩酸塩（般・製） ……… 267
モンテプラーゼ（般） …………… 267

ヤ
薬用炭（般・製） ………………… 268

ラ
ラシックス（製） ………………… 265

リ
リドカイン（般） ………………… 268
硫酸アトロピン（製） …………… 253
硫酸マグネシウム（般） ………… 253

レ
レペタン（製） …………………… 264

ロ
ロクロニウム臭化物（般） ……… 268
ロピオン（製） …………………… 264

目次　CONTENTS

はじめに ··· 1
本書の使い方 ·· 2
早引き　救急症状・疾患　50音順一覧 ······················· 4
早引き　救急薬剤名　50音順一覧 ····························· 6
早わかり「救急看護」　救急看護の流れ ······················ 14

Chapter 1　救急・急変看護のキホン
救急患者の受け入れ ··· 27
患者のトリアージ ·· 28
患者・家族への対応 ·· 29
一次救命処置 ··· 30
二次救命処置 ··· 38

Chapter 2　救急・急変看護チェックポイント
バイタルサイン①　呼吸 ··· 45
バイタルサイン②　脈拍 ··· 48
バイタルサイン③　血圧 ··· 50
バイタルサイン④　体温 ··· 52
意識 ·· 54
尿 ··· 56
瞳孔 ·· 58
緊急度の高い不整脈 ·· 60

Chapter 3　救急処置の手技
気道確保 ·· 63
呼吸管理 ·· 66

項目	ページ
胸骨圧迫	68
止血法	70
創傷処置	72
末梢静脈路確保	74
中心静脈路確保	76
動脈ライン確保	78
胸腔ドレナージ	80
腹腔穿刺	82
心嚢穿刺	84
除細動	86
12誘導心電図・心臓ペーシング	88

Chapter 4 症状別・看護のポイント

項目	ページ
呼吸困難	92
心停止	96
不整脈	100
ショック	104
けいれん	108
麻痺・言語障害	112
意識障害	116
めまい	121
頭痛・頸部痛	124
脳血管障害	129
胸痛	133
腹痛	137
腰痛	141
吐血・下血	144
下痢・嘔吐	148

発熱・熱中症	152
熱傷	156
急性中毒	160
消化管穿孔	165
イレウス	168
上部消化管出血	172
急性冠症候群（ACS）	176
肝性昏睡	180
糖尿病関連の意識障害	184
眼科救急	189
耳鼻咽喉科救急	193
泌尿器科救急	198
産婦人科救急	203
外傷総論	208
頭頸部外傷	212
胸部外傷	216
骨盤外傷	220
四肢外傷	223
脊髄損傷	226

Chapter 5　救命器具の使い方

救急カート		232
酸素投与に用いる器具①	バッグ・バルブ・マスク	235
酸素投与に用いる器具②	酸素マスク	236
酸素投与に用いる器具③	ベンチュリーマスク	237
気道確保に用いる器具①	気管挿管	238
気道確保に用いる器具②	口咽頭エアウェイ	241
気道確保に用いる器具③	鼻咽頭エアウェイ	242

気道確保に用いる器具④　ラリンジアルマスク ･････････････････ 243
静脈路確保に用いる器具　中心静脈カテーテル ･･････････････ 244
計測に用いる器具①　スワン・ガンツカテーテルモニタ ･･･････ 246
計測に用いる器具②　パルスオキシメータ ････････････････････ 248
除細動器 ･･･ 249

Chapter 6　救急治療で使う薬品

心肺蘇生における薬物投与 ･････････････････････････････････ 251
心肺蘇生で使う主な薬品 ･･･････････････････････････････････ 252
救急治療で使う主な薬品 ･･･････････････････････････････････ 254

救急・急変看護に役立つ欧文略語 ･････････････････････････ 269
さくいん ･･･ 275

早わかり「救急看護」 救急看護の流れ

救急医療の現場での看護師の対応はケースバイケース。患者さんの状態・状況によって看護や処置の方針・方法も変わってきます。
　ここでは、救急看護に最低限必要な知識を知るための入り口として、簡単な流れを説明します。

患者の受け入れ

　救急患者の受け入れは、電話連絡・救急搬送・直接の来院などのケースが考えられます。
　看護師は状況によって、**緊急性の有無や受診科の判断・医師への取り次ぎ**など、臨機応変で的確な対応を求められます。

「電話連絡の対応」を押さえよう　>>>P.27

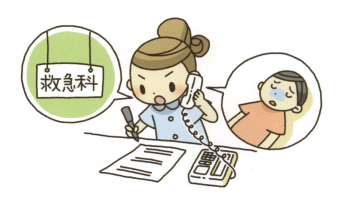

早わかり「救急看護」

トリアージ

　患者到着後、初療にあたる看護師はまずトリアージを行います。トリアージとは、**患者の緊急度・重症度に合わせて治療の優先順位を決めること。**
　トリアージで最も大切なのは、緊急度の判断によって生命危機を回避することにあります。

「トリアージ」を押さえよう　>>>P.28

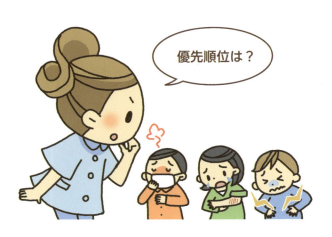

バイタルサインを確認

　トリアージでは、**患者の全身を観察してバイタルサインを確認すること**が大切です。
　バイタルサインの正確な測定と的確なフィジカルアセスメントは、看護師に求められる基本的なスキルとなります。

「バイタルサイン」を押さえよう　>>>P.44

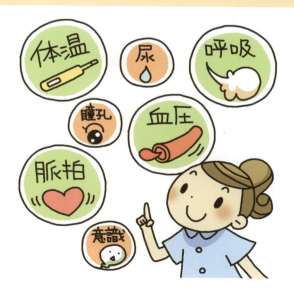

早わかり「救急看護」

一次救命処置

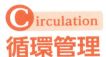
循環管理
強く、速く、
絶え間ない
胸骨圧迫。

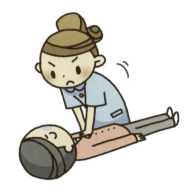

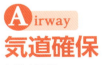
気道確保
気道を確保。

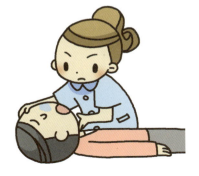

心停止が疑われる場合、ただちに救命処置が必要です。救急処置のスタッフ、二次救命処置の準備が整うまで、心肺蘇生の一次救命処置を行います。

「一次救命処置」を押さえよう　>>>P.30

Breathing
人工呼吸

呼吸確認し、
人工呼吸。

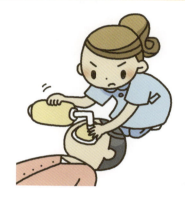

Defibrillation
除細動

AEDで除細動。

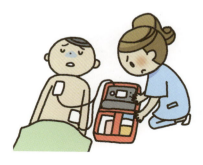

早わかり「救急看護」

情報収集

患者の情報収集は、迅速かつ正確に。様子をみて本人から聞けない場合は、家族や同伴者からできるだけ正確な話を聞きだします。
AMPLE聴取（A：アレルギー M：内服薬 P：既往歴 L：最終飲食 E：何が起こったか）で覚えましょう。

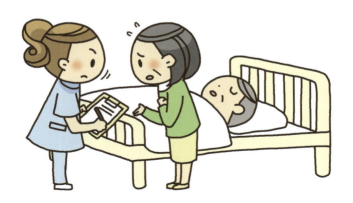

二次救命処置の準備

　心停止が疑われる患者の場合、一次救命処置に引き続いて二次救命処置を行います。
　気管挿管、酸素投与などの器具類や静脈路確保のための薬剤などを準備し、処置に必要な人員を確保します。

「二次救命処置」を押さえよう　>>>P.38

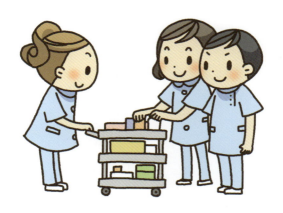

早わかり「救急看護」

二次救命処置

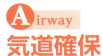irway
気道確保

エアウェイや気管挿管
など高度な気道確保。

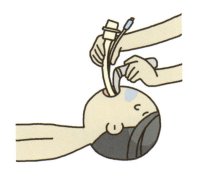

Breathing
人工呼吸

器具を使った
人工呼吸。

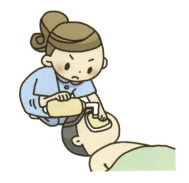

A：気道確保、B：人工呼吸、C：循環管理をより確実に行い、D：原因疾患の鑑別診断を行います。**自己心拍再開後は、心停止後のケアを行います。**

「二次救命処置」を押さえよう　>>>P.38

Circulation
循環管理

薬剤投与を伴った
胸骨圧迫。

Differential diagnosis
鑑別診断

原因疾患を
鑑別診断。

自己心拍再開（ROSC）後のモニタリングと管理

早わかり「救急看護」

緊急度の高いケースでは…

　緊急度が高い患者の場合、受け入れた時点でトリアージ・検査・診察・治療をほぼ同時に進行させる必要があります。看護師は、その場に応じたアセスメント・処置・介助・補助などを適切に行います。

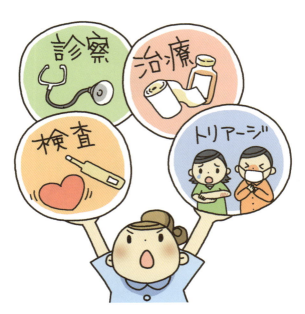

心理・精神面の援助

　救命を優先する救急医療の現場では、患者やその家族への心理・精神的苦痛への配慮が後回しになりがちです。

　しかし、**救急医療こそ身体面と精神面の両面からのケアが必要**とされています。常に患者の不安や孤独感を支える気持ちを忘れない看護を心がけましょう。

「患者・家族への対応」を押さえよう　>>>P.29

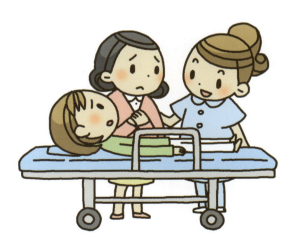

Chapter 1

救急・急変看護のキホン

- 027 救急患者の受け入れ
- 028 患者のトリアージ
- 029 患者・家族への対応
- 030 一次救命処置
- 038 二次救命処置

救急患者の受け入れ

受け入れ電話対応のポイント

　救急患者を電話連絡によって受け入れる場合、看護師が最初に対応する機会は多い。連絡経路としては、「本人や家族から」「救急指令センター・救急隊から」「他の医療施設から」などが考えられる。

	連絡内容の傾向	対応のポイント
本人・家族などからの電話	・気が動転していることが多い。 ・相手に医療知識が少なく、要領を得ない話であることが多い。	・まず相手を落ち着かせることから始める。 ・話を整理して質問し、正確な病状を聞きだせるように努める。 ・緊急の対応が必要かどうかの見極めを優先して話を聞きだし、来院すべきか救急車を要請すべきかの的確な指示を与える。
救急指令センター・救急隊からの電話	・緊急度、重症度の高い患者の診察依頼である確率が高い。 ・医師へ直接伝える情報が多い。	・医師に電話を取り次ぐ。 ・医師が不在の場合、要領よく必要情報を把握し、即伝えることができるように。 ・治療環境準備の重要な情報となるため、最大限情報収集する。
他の医療施設からの電話	・診療患者の紹介や転院に関する話が多い。 ・緊急度より重症度の高い患者が多い。	・医師の在籍時には、電話を取り次ぐ。 ・医師が不在の場合、要領よく必要情報を把握し、即伝えることができるように。

Chapter 1 救急・急変看護のキホン

患者のトリアージ

トリアージとは

　トリアージとは、患者の緊急度や重症度を判断して治療優先順位を決定すること。急を要する救急患者の生命危機回避のためには、万全の診療体制と適切なトリアージが重要である。
　看護師がトリアージを行う場面は、集団災害時はもちろん、救急外来や電話での受け入れ時など様々考えられる。数多くの患者をみて緊急度の判定を行うには、豊富な知識と経験が必要となる。

トリアージ判断のポイント

　緊急度の正確な判断には、バイタルサイン >>>P.44 の正確な測定と適切なフィジカルアセスメントが要となる。特に呼吸と循環に関わるバイタルサインは重要で、急激・突発的なバイタルサインの変化が起こった場合は緊急性が高いことが多い。

【緊急時に重要なバイタルサイン】

意識	●不穏・落ち着きのなさ　●異常行動　●頭痛
呼吸	●呼吸の様子・呼吸音　●胸郭の形状 ●動脈血ガス分析（PaO_2、$PaCO_2$） ●経皮的動脈血酸素飽和度（SpO_2）
循環機能	●血圧　●脈拍　●心拍 ●心電図　●パルスオキシメータ
顔	●瞳孔　●耳・鼻出血 ●口腔内の出血、臭気、異物、嘔吐

患者・家族への対応

　救急看護では、トリアージや救命処置といった直接診療に関わる対応以外にも、円滑な診療を進める上で必要な対応がいくつかある。看護師はそれらを把握し、患者や家族との信頼関係も築いていかなければならない。

患者や家族の精神的サポート

　患者やその家族は、予期せぬ発症や苦痛により多大な心配と不安を抱えている。救急医療の現場では瞬時の判断や迅速な処置が求められ、看護師はそちらに没頭しがちになるが、常に患者側の気持ちを意識して、精神的なサポートが必要となる。

　患者・家族の不安感を少しでも減らすために、心をこめた声かけや、症状や経過の丁寧でわかりやすい説明を心がけたい。

衣類・所持品の管理

　救急処置においては、患者に脱衣を促したり、場合によっては衣類を切断することもある。その場合は必ず本人か家族の了解を得ること。

　また、携帯していた財布や時計などの貴重品を一時的に預かることも多い。その時々の状況に応じて、家族に返還したり、持ち主がわかるような状態で一時的に病院側で保管したりする。患者の所持品については、返還・保管などの状況をしっかり記録しておく。

Chapter 1 救急・急変看護のキホン

一次救命処置
BLS : basic life support

　救急蘇生法には、ただちに行うべき一次救命処置（BLS）と、その後に医療従事者が行う二次救命処置（ALS）がある。
　一次救命処置には、日常的には蘇生を行うことのない一般市民を対象としたBLSと、日常的に蘇生を行う医療従事者を対象としたBLSがある。

医療従事者を対象とした
BLSアルゴリズム

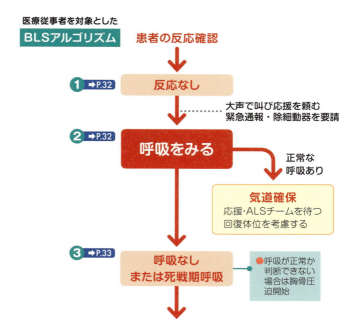

患者の反応確認
↓
① ➡P.32　反応なし
　　　　　大声で叫び応援を頼む
　　　　　緊急通報・除細動器を要請
↓
② ➡P.32　呼吸をみる　→ 正常な呼吸あり
　　　　　　　　　　　　　気道確保
　　　　　　　　　　　　　応援・ALSチームを待つ
　　　　　　　　　　　　　回復体位を考慮する
↓
③ ➡P.33　呼吸なし　●呼吸が正常か
　　　　　または死戦期呼吸　　判断できない
　　　　　　　　　　　　　　　場合は胸骨圧
　　　　　　　　　　　　　　　迫開始
↓

心肺蘇生（CPR）

4 ➡P.34
5 ➡P.34

- 早急に胸骨圧迫を開始する
  - **強く**…成人は5cm以上6cm以内、小児は胸の厚さの約3分の1
  - **速く**…100〜120回／分
  - **絶え間なく**…中断を最小にする
- 30：2で胸骨圧迫に人工呼吸を加える
  人工呼吸ができない場合、胸骨圧迫のみ行う

ガイドライン2015での主要変更点

【胸骨圧迫の深さ】
旧　5cm以上
↓
更新　5cm以上6cm以内

【胸骨圧迫のテンポ】
旧　100回／分以上
↓
更新　100〜120回／分

6 ➡P.36

AED/除細動器装着

心電図解析・評価
電気ショックは必要か？

必要あり　←　　　→　必要なし

ショック1回
ショック後ただちに胸骨圧迫からCPRを再開（2分間）

早急に胸骨圧迫からCPRを再開（2分間）

強く・速く・絶え間ない
胸骨圧迫を続ける

ALSチームに引き継ぐまで、あるいは患者に正常な呼吸や目的のある仕草が認められるまでCPRを続ける。

一般社団法人 日本蘇生協議会監修『JRC蘇生ガイドライン2015』,49頁,2016,医学書院 より作成

Chapter 1 救急・急変看護のキホン

一次救命処置　1 患者の反応確認　2 気道確保

1 患者の反応確認

患者の肩などをたたき、大きな声で語りかけて反応があるか確認する。

反応がない場合は、大きな声で周囲に援助を求め、救急車やAED（自動体外式除細動器）を要請する。

院内の場合は、緊急コールして、AEDや救急カートを依頼する。

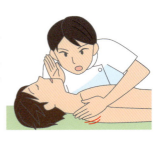

2 気道確保

呼吸確認時には、まず気道を確保する。一般的には頭部後屈あご先挙上法で頭部を後屈させ、あごを上げた姿勢を保持する。頭頸部に障害や外傷が疑われる場合は、下顎挙上法（患者の頭側にかがみ込み、両手で下あご角をつかんで引き上げる）を用いる。

もっと詳しく >>>P.63

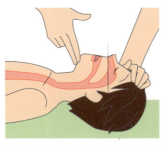

頭部後屈あご先挙上法で気道閉塞を解除。

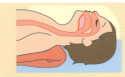

【小児の気道確保】
小児・乳児は舌が大きく頸部が短いため、仰臥位で寝かせると上気道が狭くなりやすい。枕などをはさんで気道を確保し、頭部後屈あご先挙上法などを試みる。

| 3 | 呼吸・脈拍状態の確認 | 4 | 胸骨圧迫 | 5 | 胸骨圧迫人工呼吸 | 6 | 除細動 |

3-1 呼吸の確認

仰臥位の状態で、「呼吸をしているか・していないか」、呼吸がある場合は、「正常な呼吸かどうか・死戦期呼吸ではないか」を確認する。

5～10秒経過しても呼吸がない、あるいは死戦期呼吸の場合は、呼吸停止と判断する。

もっと詳しく >>>P.45

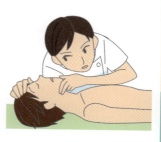

3-2 脈拍状態の確認

呼吸確認とともに、脈拍を確認。成人と小児は頸動脈、乳児は上腕動脈を触知する。5～10秒の間に脈拍を確認できない場合には、心停止と判断する。

ここで「呼吸停止・脈がないか不確実」の場合は **5**（胸骨圧迫＋人工呼吸）に進む。脈があるが呼吸がない場合は、人工呼吸を1分間に約10回（小児の場合は12～20回）行う。

もっと詳しく >>>P.48

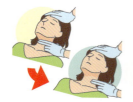

頸動脈の触知では、指を咽頭隆起部分（のどぼとけ）に当て、外側にずらして拍動を確認する。

【乳児の脈拍触知】

上腕内側中央部に2本の指を置き、上腕動脈を触知する。

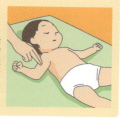

次ページへ

| 一次救命処置 | 1 | 患者の反応確認 | 2 | 気道確保 |

4 胸骨圧迫

ただちに胸骨圧迫を開始する。

胸骨圧迫の手順
① 圧迫部位を決める（胸骨の下半分が目安）。
② 胸骨に手掌基部を置き、体重をかける。
③ 1分間に100〜120回の速さで強く速く押す（成人の場合、胸が5cm以上6cm以内沈む程度が目安）。

もっと詳しく >>>P.68

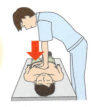

5 胸骨圧迫＋人工呼吸

30：2で胸骨圧迫に人工呼吸を加える。

バッグ・バルブ・マスク、気管チューブ、フェイスシールド、マウストゥマウスなど人工呼吸の方法によらず、送気には1回につき1秒かける。目安としては、患者の胸が上がるのが確認できる程度で、それ以上の送気は行わず、人工呼吸に10秒以上かけないようにする。人工呼吸ができない状態では、胸骨圧迫のみ行う。

もっと詳しく　胸骨圧迫 >>>P.68
　　　　　　呼吸管理 >>>P.66

人工呼吸のPoint
● 30回の胸骨圧迫後に2回
● 送気は1回あたり1秒
● 胸部上昇が目視できる程度に
● 10秒以内で行う

| 3 | 呼吸・脈拍状態の確認 | 4 | 胸骨圧迫 | 5 | 胸骨圧迫人工呼吸 | 6 | 除細動 |

＜1人で行う場合＞

胸骨圧迫（100～120回／分）30回、人工呼吸2回。

AED装着まで、あるいは患者が動き出すまで、これを繰り返す。

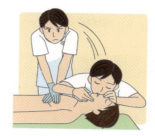

＜2人で行う場合＞

2人で胸骨圧迫と人工呼吸を分担し、1人で行う場合と同様に行う。「1・2・3」と声を出すとタイミングを合わせやすい。2分毎に交替して行う。

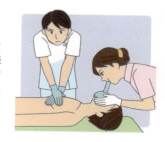

【乳児の胸骨圧迫】

小児の場合、体格が大きければ成人同様に胸骨圧迫を行う。乳児の場合は、両手の親指で包み込むように指圧する。

日常的に蘇生を行う者が2人で小児・乳児の蘇生を行う場合は、胸骨圧迫と人工呼吸の回数比を15：2とする。

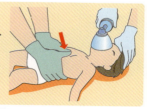

Chapter 1 一次救命処置

| 一次救命処置 | 1 患者の反応確認 | 2 気道確保 |

6 除細動

　AED(automated external defibrillator：自動体外式除細動器)は、緊急時には非医療従事者も使用することができる。特に医療従事者は、除細動器の操作に習熟し、確かな専門知識を持つことが望まれる。AEDの操作は、音声ガイダンスに従って、以下の手順で行う。

1. 電源を入れる

　電源ボタンを押すタイプと、電源ボタンがなくふたを開けると自動的に電源が入るタイプがある。

　電源が入ったら、音声メッセージと点滅ランプに従って操作する。

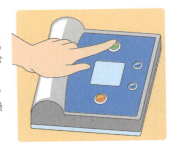

2. 電極パッドを貼る

　患者の衣服を脱がせ、袋から取り出した電極パッドを貼る。貼り付け位置は、電極パッドや袋に示されている。

　電極パッドが皮膚と十分に密着するように注意する。

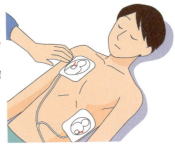

| 3 | 呼吸・脈拍状態の確認 | 4 | 胸骨圧迫 | 5 | 胸骨圧迫人工呼吸 | 6 | **除細動** |

3. 心電図の解析

電極パッドを貼り付けると、「患者から離れてください」と音声メッセージが流れ、心電図が自動解析される。誰も患者に触れていないことを確認する。

機種によっては、音声メッセージに従って解析を始める際に解析ボタンを押す。

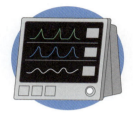

4. ショックボタンを押す

電気ショックが必要な場合、「ショックが必要です」等の音声メッセージが流れ、自動的に充電が開始される。誰も患者に触れていないことをもう一度確かめ、音声メッセージに従ってショックボタンを押す。

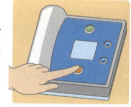

電気ショック後、あるいは「ショックは不要です」等の音声メッセージが流れた場合は、ただちに胸骨圧迫から心肺蘇生を再開する。

【小児のAED】

患者が1歳以上であればAEDを使う。
1歳未満の乳児の場合はAEDを使わない。
1歳以上8歳未満の小児にAEDを使用する場合は、小児用電極パッドを用いる。電源を入れた後は、AEDの音声メッセージに従って操作する。

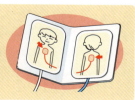

Chapter 1 一次救命処置

救急・急変看護のキホン

二次救命処置
ALS : advanced life support

　一次救命処置（BLS）は、現場に居合わせた非医療従事者にも行えるもの。それに対し二次救命処置（ALS）は、医療従事者が設備の整った環境で行う救命処置である。

　心停止・呼吸停止をきたした患者には、一次救命処置の後、気管挿管、静脈路確保、薬剤投与といった救命処置を引き続き行う。

　二次救命処置の最中も、質の高い心肺蘇生（CPR）が維持されていることは必要不可欠。心肺蘇生の質が二次救命処置の効果を左右することを肝に銘じておくこと。

Airway 気道確保 >>>P.39

Breathing 人工呼吸 >>>P.39

Circulation 循環管理 >>>P.40

Differential diagnosis 鑑別診断 >>>P.41

自己心拍再開（ROSC）後のモニタリングと管理 >>>P.42

Airway 気道確保

二次救命処置でより確実な気道確保を行うために、エアウェイ・ラリンジアルマスク・気管挿管などの器具を使用する。場合によっては気管を切開して気管チューブを埋め込む手術を行うこともある。

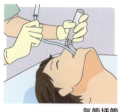
気管挿管

気管挿管などを行う場合は、事前の気道確保をしっかり行い、バッグ・バルブ・マスク等で換気を行ってから試みる。胸骨圧迫を中断させるので、迅速な作業が要求される。

もっと詳しく >>>P.63

Breathing 人工呼吸

気管挿管による気管チューブの挿入後、バッグを装着して100％酸素で人工呼吸を行う。その際は、聴診器で送気音を聴取し、気管チューブが正しく気管に挿入されたかを確認する。

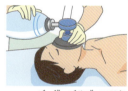
バッグ・バルブ・マスク

人工呼吸は毎分約10回。胸骨圧迫は中断せずに、毎分100〜120回続ける。

バッグ・バルブ・マスクは、一方向弁がついているため、患者の唾液や血液が直接逆流するおそれがない。

＜手順＞
①気道を確保しながら、マスクを顔面に密着させる。
②片方の手でバッグを加圧し、1秒かけて胸部が上がる程度行う。

> **注意!**
> 過剰な換気は絶対避けること。

次ページへ

Circulation 循環管理

【胸骨圧迫】

質の高い胸骨圧迫はCPRの質を高め、一次救命処置および二次救命処置を成功させる条件となる。二次救命処置では様々な手技や判断などへの注意が必要となるが、そのためにCPRの質の低下や中断を招くことを避けなければならない。　胸骨圧迫の詳細は >>>P.68

【静脈路・骨髄路確保】

CPRを継続しながら、静脈路をできるだけ早く確保する。蘇生のための薬剤投与経路は、末梢静脈路（尺側皮静脈、橈側皮静脈など）を第一選択とする。

静脈路確保が難しい場合・時間がかかる場合は、骨髄路を確保する。

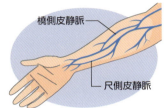
橈側皮静脈
尺側皮静脈

末梢静脈路確保の詳細は >>>P.74

【薬剤投与】

CPRや救急処置に使われる救急薬は、循環作動薬、抗不整脈薬、ステロイド薬、利尿薬など、病態に応じて循環動態の維持や臓器、組織機能保持のために投与される。

心停止時に投薬が考慮される第一選択薬はアドレナリン >>>P.252 である。通常は1回1mgを静脈内投与し、3～5分間隔で追加投与する。

難治性の心室頻拍（VT）、心室細動（VF）にはアミオダロン >>>P.252 などの抗不整脈薬の投与を考慮する。

Differential diagnosis 鑑別診断

心停止となった原因疾患を鑑別する。

【治療可能な原因、5H 5T】

5H	5T
Hydrogen ion（アシドーシス）	Tamponade,cardiac（心タンポナーデ）
Hypovolemia（大量出血）	Tension pneumothorax（緊張性気胸）
Hypo-/hyperkalemia (高/低カリウム血症)	Thrombosis,pulmonary （肺血栓塞栓症）
Hypothermia（低体温）	Thrombosis,coronary（冠動脈血栓症）
Hypoxia（低酸素血症）	Toxins（毒物）

COLUMN

カプノグラフィ

二次救命処置では、気管チューブの位置確認・CPR の質のモニタリングに、連続定量波形によるカプノグラフィが推奨されている。

カプノグラフィとは、呼気中の二酸化炭素濃度を連続測定する機器で、気管チューブの位置確認・モニタリングに最も信頼性のある方法といえる。

また、胸骨圧迫の効果を示す生理学モニタとしても機能し、呼気終末二酸化炭素分圧（$PETCO_2$ 値）に基づいた ROSC の検出にも役立つ。

自己心拍再開(ROSC)後の モニタリングと管理

心停止後のケアは、心停止患者の自己心拍再開(ROSC)後の生存率を向上させるために、複数の心停止後ケアが一貫した方法で実施されるよう統合・体系化するものである。

自己心拍再開後の治療は、
・酸素濃度と換気量の適正化
・循環管理
・12誘導心電図・心エコー
・体温管理療法(低体温療法など)
・再灌流療法(緊急冠動脈造影/PCI)
・てんかん発作への対応
・原因検索と治療
などを組み合わせて行う。

【吸入酸素濃度と換気量の適正化】

心拍再開後は低酸素症と高酸素症の回避が必要。そのためにも動脈血酸素飽和度(SaO_2)または動脈血酸素分圧(PaO_2)が確実に測定されるまで、吸入酸素濃度100%で人工呼吸を行う。

心拍再開後の昏睡患者では、動脈血二酸化炭素分圧($PaCO_2$)を正常範囲内に保つように呼吸管理を行う。

【低体温療法】

低体温療法とは、深部体温を32〜36℃程度まで下げて管理し、神経学的予後の改善を図る治療法。患者のベッドに冷却ブランケットを設置し、様々な部位の温度、動脈血酸素飽和度(SaO_2)、内頚静脈酸素飽和度(SjO_2)などをモニタリングする。

院外での心室細動による心停止から回復し昏睡状態にある患者には、低体温療法(32〜36℃で12〜24時間)を行う。また、院外・院内での無脈性電気活動・心静止による心停止から回復し昏睡状態にある患者にも、効果が期待できる。

【12誘導心電図・プライマリー PCI】

心拍再開後には、できるだけ早く12誘導心電図を記録し、急性冠症候群および致死的不整脈の鑑別を行う。また、12誘導心電図においてST上昇や左脚ブロックを呈した院外心停止患者には、早期の冠動脈造影とプライマリー PCI（経皮的冠動脈インターベンション）を考慮する。

これらの所見がなくとも、心筋虚血が疑われる患者の場合は、冠動脈造影とプライマリー PCI を行うことで、社会復帰率を改善させることが期待される。

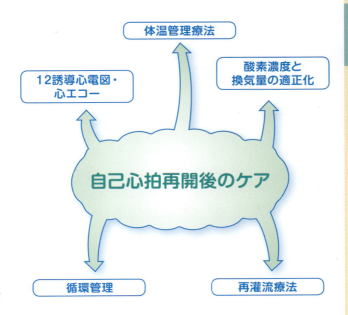

Chapter 2 救急・急変看護チェックポイント

- 045 バイタルサイン① 呼吸
- 048 バイタルサイン② 脈拍
- 050 バイタルサイン③ 血圧
- 052 バイタルサイン④ 体温
- 054 意識
- 056 尿
- 058 瞳孔
- 060 緊急度の高い不整脈

バイタルサイン① 呼吸

✔チェックポイント

□胸郭の動き
　まず、呼吸の有無を確認。続いて、動きに左右差がないか、鎖骨上窩（じょうか）や肋間が吸気時に陥没、呼気時に突出しないかを確認する。

□呼吸数
　少なくとも１分間以上測定する。正常値は成人で16～20回／分。５回／分以下または30回／分以上の場合は、人工呼吸を行う。

□呼吸リズム
　呼気と吸気が規則正しく行われているかを確認する。正常時は吸気時間：呼気時間＝１：２で、その後に休息期がある。

□呼吸の深さ
　一定の深さで呼吸が行われているか、浅く速くないかを確認する。成人の安静時の１回の換気量は７～８mL／kg。

□呼吸音
　ゼーゼー、ヒューヒューという喘鳴（ぜんめい）、グーグーという低調音（気管・気管支の病変）、ブツブツ音・パチパチ音（肺水腫）などを確認。

【呼吸数の基準値】

年齢	新生児	乳児	幼児	学童	成人
回／分	40～50	30～40（腹式）	20～35（胸式）	20～25	16～20

呼吸パターンと障害部位

●チェーン・ストークス呼吸

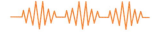

「深い呼吸→浅い呼吸→無呼吸」を繰り返す。呼吸中枢の低酸素症などに付随。

●ビオー呼吸

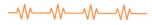

「深いあえぎ→突然の無呼吸」を繰り返す。脳疾患に付随することが多い。

●クスマウル呼吸

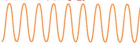

「不規則に深く速い呼吸」が持続する。糖尿病性昏睡や尿毒症などに付随。

●失調性呼吸

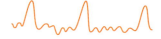

「1回の換気量は大小不同で、まったく不規則な呼吸」。脳幹損傷や脳幹梗塞に付随。

異常な呼吸

シーソー呼吸
正常な呼吸運動とは逆に、肺が吸気時に収縮し、呼気時に膨張する。

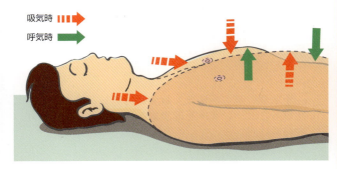

吸気時
呼気時

努力性呼吸
肩を上下させたりあごを突き出して、あえぎながら呼吸する。吸気に伴って肋間も陥没する。

奇異呼吸
肺が吸気時に収縮し、呼気時に膨張する。胸郭の動きに左右差が出る。

起坐呼吸
体を横にすると、肺へのうっ血が強くなったり横隔膜の動きが制限されたりして呼吸が苦しくなることがある。そのため座り込んで呼吸したほうが楽な場合を、起坐呼吸という。

救急・急変看護チェックポイント

バイタルサイン② 脈拍

✓チェックポイント

☐脈拍数
　正常・頻脈・徐脈のいずれかを確認する。成人の場合、頻脈＝100回／分以上、徐脈＝60回／分以下となる。

☐脈拍リズム
　不整脈、脈の結滞または欠損（脈拍が途中で1回抜けること）の有無を確認する。後者は心室性期外収縮時に起こる。

☐脈拍の左右差
　左右の橈骨動脈を同時に測定して比較する。差がある場合は、大動脈炎症候群、動脈閉塞性疾患などが疑われる。

☐脈拍の強さ
　大脈（脈圧が強い）、小脈（弱い）、交互脈（強弱が交互に変わる）、奇脈（呼気時に強く、吸気時に弱くなる）の有無を確認する。

☐脈拍の緊張度
　中枢側の指で血管を圧迫し、末梢側の指で脈拍が触れなくなる際にどれほどの力を要するかで判定する。硬脈と軟脈の有無を見る。

【脈拍数の基準値】

年齢	新生児	幼児	学童	思春期	成人	高齢者
回／分	130～135	110～130	80～90	70～80	65～80	60～70

脈拍の測り方

橈骨動脈
一般的な測り方。橈骨動脈に人差し指、中指、薬指の腹を当てて触診する。

大腿動脈
股関節内側にある大腿動脈を触診する。指の当て方は3動脈とも同じ。

総頸動脈
総頸動脈は必ず左右別々に触診する。主に緊張、脈拍数、リズムを観察。

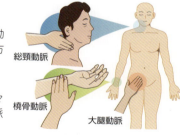

総頸動脈
橈骨動脈
大腿動脈

脈拍の異常と疾患

頻脈がみられる疾患	心不全、甲状腺機能亢進症、大量出血によるショック状態など
徐脈がみられる疾患	房室ブロック、洞不全症候群、アダムス・ストークス症候群など
奇脈がみられる疾患	急性心タンポナーデ、心膜炎、肺気腫、気管支喘息、肺血栓塞栓症など

Chapter 2 救急・急変看護チェックポイント

バイタルサイン③ 血圧

✓チェックポイント

☐ **高血圧**
収縮期血圧200mmHg以上、拡張期血圧120mmHg以上の場合は緊急性が高い。徐脈・頻脈、意識レベル低下、悪心などの有無も確認する。

☐ **低血圧**
収縮期血圧80mmHg以下の場合は緊急性が高い。顔面蒼白、末梢冷感、皮膚湿潤、頻脈、脈拍微弱、動悸、息切れなどの有無も確認する。

☐ **血圧の左右差**
上腕両側で測定する。左右差の正常値は5〜10mmHg以内。10mmHg以上ある場合は、大動脈炎症候群や解離性大動脈瘤などを疑う。

☐ **血圧の上下肢差**
上下肢差の正常値は10〜15mmHg(下肢<上肢)。これ以上の場合は、大動脈狭窄や大動脈弁閉鎖不全症などを疑う。

【血圧の標準値】

	収縮期血圧(mmHg)	拡張期血圧(mmHg)
新生児	70〜90	約50
幼・学童期	90〜100	50〜60

	収縮期血圧（mmHg）	拡張期血圧（mmHg）
思春期	110〜120	50〜60
成人	120〜130	60〜85

【成人における血圧値の分類】

分類	収縮期血圧（mmHg）		拡張期血圧（mmHg）
至適血圧	< 120	かつ	< 80
正常血圧	< 130	かつ	< 85
正常高値血圧	130〜139	または	85〜89
軽症高血圧（Ⅰ度）	140〜159	または	90〜99
中等症高血圧（Ⅱ度）	160〜179	または	100〜109
重症高血圧（Ⅲ度）	≧180	または	≧110
（孤立性）収縮期高血圧	≧140	かつ	<90

血圧の測り方

【非観血的測定法】

- マンシェットを上肢、下肢いずれかの動脈に巻く。
- 水銀血圧計、アネロイド式携帯用血圧計、自動血圧計で拍動を聴取。

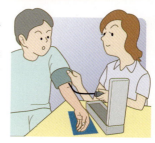

Chapter 2 バイタルサイン③ 血圧

Chapter 2 救急・急変看護チェックポイント

バイタルサイン④ 体温

✓チェックポイント

□ **高体温**
平熱は 36〜37℃。37〜38℃を微熱、38〜39℃を中等熱、39℃以上を高熱と分類する。小児の標準体温は 36.5〜37.5℃。

□ **低体温**
深部温が 35.0℃以下を低体温と呼ぶ。35〜32℃を軽症、32〜28℃を中等度、28℃以下を重症と分類する。

体温の測り方

腋窩温
腋の下の中央部のくぼみに体温計の先端を押し付け、腋をしっかり密着させる。

口腔温
体温計が舌小帯に触れないように舌下に置き、口唇を合わせて測定する。(イラスト上)

鼓膜温
赤外線センサーを用いた鼓膜温計を外耳孔にまっすぐ入れ、先端を鼓膜に向けて測る。(イラスト下)

直腸温
体温計の先のほうから肛門に 2〜3cm 差し込む。乳幼児は肛門で測ることが多い。

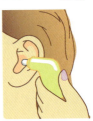

体温の異常と疾患

熱型	特徴		代表的な疾患
稽留熱（けいりゅう）	持続性で、日内変動が1℃以内の高熱		大葉性肺炎、脳炎
弛張熱（しちょう）	日内変動が1℃以上で、最低でも37℃以上		敗血症、ウイルス性疾患
間欠熱	日内変動が1℃以上で、最低が37℃以下		深部臓器の感染症、悪性腫瘍
波状熱	発熱する有熱期と発熱しない無熱期を繰り返す		ブルセラ病、ホジキン病
周期熱	規則的な周期をもって発熱を繰り返す		マラリア（三日熱、四日熱）
2峰性発熱	発熱していったん解熱した後、再び熱が上昇する		インフルエンザ、麻疹、デング熱

Chapter 2 救急・急変看護チェックポイント

意識

✓チェックポイント

☐ **覚醒しているか**
　大きな声で呼びかけたり痛みなどの刺激を与えて、覚醒障害の程度をチェック。重症患者の緊急度や重症度を迅速に評価する。

☐ **開眼しているか**
　開眼の状況を、自発的か、呼びかけに対してか、疼痛刺激に対してか、開眼しないかの4段階で評価する。

☐ **発語できるか**
　普通に会話できる、混乱した会話、でたらめな言葉、理解不能な発声、全く発語せずの5段階で評価する。

☐ **運動できるか**
　命令に従う、疼痛部を認識する、刺激を避ける、四肢異常屈曲・四肢伸展、全く動かないの5段階で評価する。

【痛み刺激の与え方】

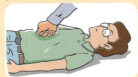

胸部をたたく
胸骨部を手拳で圧迫する。

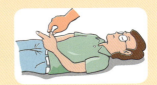

爪を圧迫
手指の爪床を圧迫する。

意識障害の評価法

JCS（Japan Coma Scale）
痛覚刺激に対する反応を「覚醒」「刺激により覚醒」「刺激によっても覚醒しない」の3段階で評価。緊急時に広く利用されている。

⇒「JCS分類」は、データカード >>>P.1-2 を参照してください。

GCS（Glasgow Coma Scale）
刺激に対する「開眼」「発語」「運動反応」の3つについて、質的に点数で評価する。国際的に広く利用されている。

⇒「GCS分類」は、データカード >>>P.1-1 を参照してください。

メイヨークリニック（Mayo clinic）
意識レベルの低下を、程度が軽い順に「清明」「傾眠」「昏迷」「半昏睡」「深昏睡」の5段階に分ける。

【メイヨークリニック（Mayo clinic）による意識の分類】

傾眠 (somnolence)	声かけなど軽い刺激で覚醒するが、刺激がなくなると眠ってしまう。
昏迷 (stupor)	大声で呼びかけたり痛み刺激で覚醒するが、刺激がなくなるとただちに眠ってしまう。
半昏睡 (semicoma)	強い刺激でやっと反応する。対光反射・角膜反射などの反応はある。
深昏睡 (deep coma)	自発運動がなく、あらゆる刺激に反応しない。対光反射・角膜反射なども減弱・消失している。

Chapter 2 救急・急変看護チェックポイント

尿

✓チェックポイント

□尿の量
経時的にチェックする場合は膀胱留置カテーテルを挿入、時間尿量（1時間に排泄する尿量）を測定する。

□尿の色
正常な色は淡黄色か黄褐色。無色（尿崩症）、乳白色（尿路感染症）、赤～赤褐色（血尿など）に注意する。

□尿の濁り
尿の濁りは、尿の中に赤血球、白血球、細菌、はがれ落ちた上皮細胞、壊れた組織などが混入している証左となる。

□尿の成分
90～95％が水分で、尿素、尿酸アンモニア、ナトリウムなどの電解質、微量元素、組織成分が5～10％を占める。

【尿の基準値】

健常時の尿量（1日）	
1歳～6歳	300～1,000mL
6歳～12歳	500～1,500mL
成人	1,000～1,500mL

尿比重	
基準値	1.010～1.030

尿の異常

【尿量】
乏尿、無尿（急性腎不全）
　急性腎不全の代表的な症状。乏尿や無尿の排尿回数は、1日に2回以下となる。
多尿
　多尿（2,000mL／日以上）は尿崩症、糖尿病、大量の腹水の貯留などでみられる。
頻尿
　成人で10回／日以上が頻尿。高齢者、尿路感染症、糖尿病、尿崩症、膀胱炎、前立腺肥大などでみられる。
【尿比重】
　基準値以下は腎不全利尿期や尿崩症など。これらは腎不全による乏尿、ネフローゼ症候群、糖尿病などでみられる。
【尿成分】
　尿の異常成分には、タンパク、アルブミン、血尿、ベンス・ジョーンズタンパク、膿尿などがある。

Chapter 2 救急・急変看護チェックポイント

瞳孔

✓チェックポイント

☐ 瞳孔の大きさ
正常時の瞳孔は直径3〜4mmの正円で、左右が同じ大きさ。明暗や遠近によって調整され、加齢とともに小さくなる傾向がある。

☐ 瞳孔の左右差
左右差が0.5mmを超えるものを瞳孔不同(アニソコリア)という。通常は生理的なものだが、1mm以上の場合は病的と診断される。　「瞳孔の状態」 >>>P.215

☐ 対光反射の有無
瞳孔に光を当てると瞳孔が小さくなり、同時に反対側も縮瞳する。神経障害、中脳・橋障害があると、対光反射は消失する。

☐ 共同偏視の有無
両眼が同じ方向に偏ったままになる状態を共同偏視という。大脳の注視中枢から脳幹の脳神経核までの連絡障害が原因の場合、両眼が病巣側をにらむような位置に偏位する。

☐ 複視の有無
物が二重に見える症状を複視という。両目で見ると二重に見えるか(両眼複視)、片目で見ても二重に見えるか(片眼複視)を確認する。

□ **斜視の有無**

片方の視線が目標に正確に向かわない状態を斜視という。斜視側の目がどちらに向いているかで、内斜視、外斜視、上下斜視を見分ける。

瞳孔測定の方法

スケールを目から5cmほど離して測定する。光量に左右差が出ないようにし、ペンライト使用時は虹彩を照らさないよう側方から照らす。

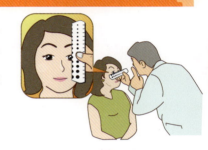

対光反射の見方

10cmほど離した位置で、目の横から中央に向かってペンライトの光を2〜3秒当てる。その間に左右瞳孔の縮瞳の有無と俊敏性を観察する。

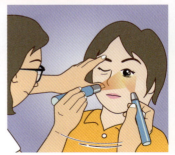

救急・急変看護チェックポイント

緊急度の高い不整脈

各種ショックや心不全など血行動態の破綻を示す症状を伴ったり、致死的不整脈に移行する可能性の高い不整脈など、緊急度の高い不整脈を見極められるようにする。

致死的不整脈

●心室細動(VF)

P波-QRS波-T波が判別不能で、基線が不規則に揺れている。

●無脈性電気活動(PEA)

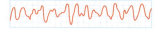

心電図上は波形を認めるが、有効な心拍動がなく脈拍が触れない状態。

●無脈性心室頻拍(pulseless VT)

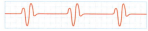

心室頻拍の中でも、有効な心拍動がなく脈拍が触れない状態。

●心静止(asystole)

心電図上の波形は平坦となり、心臓が電気的に活動していない状態。

頻拍型不整脈

●洞性頻拍

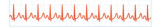

普通の洞調律波形が単に早くなった状態。P波-QRS波-T波は正常。

●発作性上室性頻拍（PSVT）

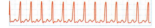

P波はしばしば確認できないが、QRS波は幅の狭い正常な形を取る。

●頻拍型心房細動（AF）

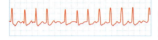

QRS幅の狭い頻拍で、時にQRS幅が広くなる。RR間隔は不整で、P波も判然としない。

徐脈型不整脈

●洞性徐脈

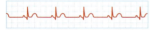

P波-QRS波-T波は正常だが、一拍ごとの血圧は正常または低下する。

●房室ブロック（A-Vブロック）

▶Ⅱ度房室ブロック（ウェンケバッハⅠ型）

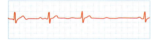

P波とQRS波の間隔が変則的となる。心房の興奮が心室に伝わらない心拍では、血圧は発生しない。

▶Ⅱ度房室ブロック（モビッツ〔Mobitz〕Ⅱ型）

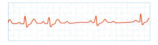

心房からの伝導が突然途絶えたため、P波の後のQRS波が突然続かなくなる。

▶完全（Ⅲ度）房室ブロック

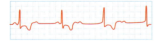

P波は正常だが、心室側は正常の興奮回数を生むことができず徐脈となる。

●洞不全症候群（SSS）

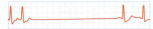

P波-QRS波-T波は正常だが、先行するP波を認めない場合もある。

Chapter 3 救急処置の手技

- 063 気道確保
- 066 呼吸管理
- 068 胸骨圧迫
- 070 止血法
- 072 創傷処置
- 074 末梢静脈路確保
- 076 中心静脈路確保
- 078 動脈ライン確保
- 080 胸腔ドレナージ
- 082 腹腔穿刺
- 084 心嚢穿刺
- 086 除細動
- 088 12誘導心電図・心臓ペーシング

気道確保
きどうかくほ

目的とポイント

気道が狭窄または閉塞した際に、気道を開通させて換気を維持する救命処置。

気道を確保した際は、胸郭の動きと呼吸音を確認すると同時に酸素化（SpO_2）を測定し、換気の状態を確認する必要がある。主に用手気道確保、エアウェイ挿入、気管挿管などが施行される。

用手気道確保

気道確保の基本的な手技。医療器具を必要とせずにどこでも行えるので、確実に身につけておくこと。

頭部後屈あご先挙上法

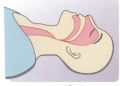

- 最も一般的な方法。片方の手の人差し指と中指（骨の部分）であご先を持ち上げ、他方の手を前額部から前頭部に置いて頭部を後屈させる。

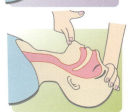

- 舌根沈下が解除され、自発呼吸があれば胸部の動きや呼吸音を確認できる。

次ページへ

下顎挙上法

- 脊椎損傷が疑われるなど頭部を後屈できない場合は、下顎挙上法を用いる。患者の頭側にかがみ込み、親指を両口角のやや下に置いて、他の4指で下あご角をつかんで引き上げる。

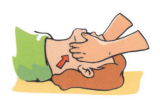

気管挿管

　高濃度の酸素投与が可能で、気道確保が確実に行える方法。経口挿管と経鼻挿管があるが、一般的に経口挿管を行う。

　急性心停止・急性呼吸停止による心肺蘇生など、救命処置の現場で非常に有用な手技である。心停止など緊急のケースでは、麻酔を行わずに気管挿管を行うことがある。

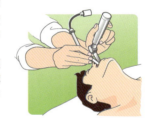

　頸椎損傷の疑いがある場合、頭部後屈は禁忌とする。また、8歳未満の小児の場合は、原則的にカフ付き気管チューブを使わない。

参考：気管挿管の器具 >>>P.238

【器具の準備】

- 喉頭鏡、気管チューブ、スタイレット、バイトブロック、潤滑剤、絆創膏（プラスター）、カフ用注射器など、患者のサイズにあった必要器具を準備する。
- 滅菌水で気管チューブのカフ漏れを点検。
- 喉頭鏡のライトが点灯するか点検。
- スタイレットをチューブ内に入れて、キシロカインゼリーを塗布。

【患者に関する準備】
- 挿管中は発声できないが抜管後には再び声が出るようになることなど、手技の特性や操作について説明しておく。
- バイタルサイン、チアノーゼなどを観察。
- 心電図や血圧、パルスオキシメータなどのモニタ装着。
- 義歯は外す。
- 仰臥位で頭部を後屈し、バッグ・バルブ・マスクで十分に酸素投与する。

処置中・後の注意点

- 口と鼻の周囲の皮脂や分泌物を拭きとり、挿管チューブを確実に固定することが重要。
- 患者の臨床所見(胸郭運動、チアノーゼの有無など)をしっかり観察し、モニタの変動に注意する。
- チューブが抜けた際に備えて、バッグ・バルブ・マスクや予備の挿管を準備しておく。

Chapter 3 救急処置の手技

呼吸管理（こきゅうかんり）

目的とポイント

適切な換気量を患者に与え、組織への酸素供給を促す呼吸管理は、救命において優先度の高い処置である。

酸素投与には患者の状況に応じた様々な方法があるが、自発呼吸がなく心肺危機の状態であれば、気道確保と同時に、ただちに人工換気の適応となる。

主な酸素投与法

自発呼吸がある場合は、呼吸補助として経鼻カニューラや酸素マスクなどを使用する。人工呼吸に使う換気バッグとして、バッグ・バルブ・マスクやジャクソンリース回路などがある。

経鼻カニューラ
- 両方の鼻腔に管を入れ、チューブを両耳にかけて頸部で固定する。
- 3L／分を限度として酸素を投与する。

酸素マスク
- マスクを顔面に密着させ、ゴムバンドを両耳にかけて固定する。
- 酸素投与の目安は、フェイスマスク⇒6〜10L／分、リザーバフェイスマスク⇒9〜15L／分。

参考：酸素投与に用いる器具 >>>P.236

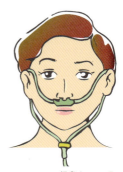

経鼻カニューラ

バッグ・バルブ・マスク

- 1人の場合⇒片手の親指と人差し指でマスクを顔面に密着させ、残りの指であご先ないし下あごを挙上して気道を確保。他方の手でバッグを加圧する。

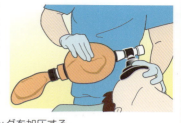

- 2人の場合⇒1人が気道を確保しながら両手でマスクを密着させ、もう1人がバッグを加圧する。
- 加圧は胸郭が上がる程度を目安に、1秒かけて施行する。

参考：酸素投与に用いる器具 >>>P.235

ジャクソンリース回路

- ボンベなどの酸素供給源が必要。換気は2名で行う。
- バッグを押す時は排気口を指で閉じ、気道を陽圧にして肺に酸素を送る。呼気時は排気口を開放する。
- 成人では目安として10L／分の酸素を供給する。

処置中・後の注意点

- バッグ・バルブ・マスクでは、リザーババッグが完全にしぼまないように注意する。
- 吐物や分泌物で弁が詰まる可能性があるので注意する。
- ジャクソンリース回路では、バッグの膨らみ方に注意する。呼気時に過剰に膨らんでいたり、反対につぶれているなら、正常な換気が行われていない。
- 経鼻カニューラで3Lを超えると、鼻の乾燥や、それに伴う不快感や鼻出血などが生じる。3Lを超える場合は、酸素マスクを使用する。

Chapter 3 救急処置の手技

胸骨圧迫(きょうこつあっぱく)

目的とポイント

　心停止が認められた際は、ただちに胸骨を圧迫し、胸の中の圧力を高めて循環を促進する。心肺蘇生の中でもきわめて重要な手技で、習熟は必須である。
　胸骨圧迫では、「強く」「速く」「絶え間なく（100〜120回／分）」「圧迫の解除は完全に」の4点が重要なポイントとなる。

圧迫の方法

❶胸の真ん中に両手を重ねて置く。指先が胸部を圧迫しないように注意。
❷1分間に100〜120回のペースで、体重を利用して胸骨が5〜6cm沈むように圧迫する。肘はまっすぐ伸ばし、患者の真上から強く圧迫する。
❸圧迫後は胸骨が元の位置に戻るように力を抜いて圧迫を解除し、次の圧迫に移る。

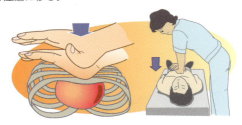

- 胸骨圧迫と人工呼吸（口対口、口対鼻、バッグ・バルブ・マスク）との比率は30：2。胸骨圧迫30回→人工呼吸2回→胸骨圧迫30回──と繰り返す。
- 2回の人工呼吸は10秒以内で行う。
- 気管挿管で気道が確保されている場合は、胸骨圧迫と非同期で6秒ごとに1回（10回／分）の人工呼吸を行う。人工呼吸は1回あたり約1秒。胸郭の上昇が目視できる程度に。
- 脈拍と自発呼吸が確認できれば、気道を確保する。この際、散瞳していた瞳孔に縮瞳が見られる。

小児・新生児の胸骨圧迫

- 乳児の場合は、乳首と乳首を結んだ線のやや下を指2本で圧迫する。
- 小児と乳児の圧迫の深さは、胸部の前後径の3分の1程度（小児：約5cm、乳児：約4cm）。

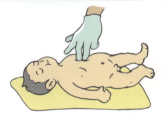

処置中・後の注意点

- 全身の血液を再び心臓に返すために、圧迫の解除もしっかり行う。
- 2分を目安に交代し、疲労で圧迫が弱くならないようにする。

Chapter 3 救急処置の手技

止血法(しけつほう)

目的とポイント

出血による生命の危機を防止する、創傷処置の第一歩として優先度の高い救急処置。

応急止血として、外出血を処置する直接圧迫止血法、間接圧迫止血法などがある。根治的止血としては、結紮(けっさつ)止血、電気凝固止血などがある。

止血に際しては血液への接触を想定し、感染予防を確実に行う。

応急止血

救急看護では外出血に対処するケースが多い。出血部位を直接圧迫する直接圧迫止血法を基本に、状況に応じて他の方法を選択する。

直接圧迫止血法
- 出血部位に滅菌ガーゼを重ねて当て、手で圧迫して止血する。
- 出血が続く場合は、ガーゼを上から重ねて、さらに強く圧迫する。
- 伸縮包帯をガーゼの上から固く巻いて固定する。

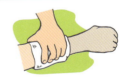

滅菌ガーゼを当てて圧迫する。

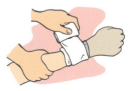

包帯を巻く。

止血帯止血法
- 四肢の太い血管損傷による出血で、直接圧迫止血法では止血が困難な場合に行う。
- 止血用タニケット、エスマルヒ駆血帯、空気駆血帯などを用いて止血する。
- 30分以上続ける場合は、止血帯を1～2分間ゆるめて血流を再開させるが、止血帯止血法は60～90分にとどめる。

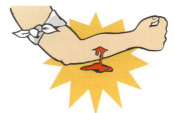

間接圧迫止血法
- 出血部位の中枢側の動脈を手で圧迫し、一時的な止血を図る。
- あくまで、ガーゼや包帯を準備する間に行う緊急処置である。
- 止血点を圧迫しないと効果がなく、患者を移動する場合は適切な処置ではない。

根治的止血

結紮止血
- 出血点をピンセットや鉗子でしっかり持ち、周囲組織を結紮する。

電気凝固止血
- 電気メスの高周波電流による熱凝固によって止血する。

処置中・後の注意点

- 止血の際は感染防止のためゴム手袋などをはめ、血液に直接触れないように注意する。
- 意識のある傷病者には、話しかけて安心させるように努める。

Chapter 3 救急処置の手技

創傷処置（そうしょうしょち）

目的とポイント

切創、裂創、挫滅創、咬傷、剥脱創など様々な創傷に対して切除、結紮（けっさつ）、縫合を行う場合の第1回治療を創傷処置という。

創傷の部位が顔面か四肢かによっても、消毒法、麻酔法、修復法などの処置が異なってくる。**創傷処置にあたっては、まずは創の特性を十分に理解すること**が重要。

消毒

新鮮な創の場合
- 創面から周囲に向かって、ポビドンヨード液などを塗布する。創傷治療を妨げないよう創内の消毒は避ける。

高度な汚染の場合
- 消毒だけでは不十分で、洗浄、ブラッシング、デブリドマンが必要となる。

麻酔

浸潤（しんじゅん）麻酔
- 局所麻酔薬を手術部に注入して末梢神経枝をブロックする方法。麻酔薬は塩酸リドカインが一般的。

洗浄・ブラッシング

- 生理食塩液、滅菌水、水道水などで洗浄する。
- 必要であれば、ブラシやガーゼなどで異物を除去する。

デブリドマン

- メスや剪刀（クーパー）を用いて創の異物や壊死組織を切除し、創を清浄化する。

創の閉鎖

一期的閉鎖
- 感染がなく創縁の血行が十分に保たれている場合には、一期的に創を縫合する。

二期的閉鎖
- 創の清浄化が期待できない場合は、開放創のまま洗浄を継続する。後日、二期的閉鎖を行う。

植皮と皮弁
- 皮膚欠損がある場合は、創を清浄化してから創傷被覆材で欠損部を皮膜し、後日、植皮または皮弁する。

処置中・後の注意点

- 処置中は頻繁にバイタルサインをチェック。処置後は後出血の有無、末梢の血行状態、運動・知覚機能をチェックする。
- 一期的閉鎖の後は、発赤、疼痛、熱感などの感染症状の有無に注意する。
- 二期的閉鎖の施行に対して、新鮮な肉芽を認めれば感染が落ち着いたと判断できる。

Chapter 3 救急処置の手技

末梢静脈路確保（まっしょうじょうみゃくろかくほ）

目的とポイント

　一般的な静脈路確保の方法で、最も基本的な緊急処置である。**薬剤、輸液、血液剤の投与経路を確保するために施行する。**

　穿刺部位としては、橈側皮静脈、尺側皮静脈、手背静脈弓、外頸静脈などが考えられるが、原則として上肢のできるだけまっすぐな静脈を選択する。

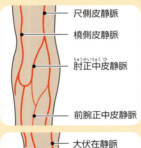
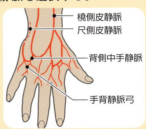
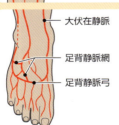
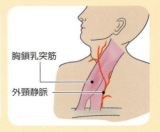

穿刺手技

静脈穿刺法
1. 穿刺部位よりも中枢側に駆血帯を巻く。
2. 穿刺部位を心臓よりも下方に下げ、血管をたたいて浮き出させる。
3. 穿刺部位をアルコール綿などで消毒する。
4. 利き腕と反対の手で穿刺部位の末梢側の皮膚を引っ張り、静脈を固定する。
5. 皮膚と20度前後の角度をつけ、針の切り口を上にして穿刺する。
6. 少量の逆流が確認できたら、角度をやや浅くして留置針を2〜3mm進め、外筒まで確実に挿入する。
7. 外筒まで血管に入ったら、全体を倒し気味にして外筒のみを進める。
8. 外筒に血液が充満したら、外筒の根元まで進める。
9. 外筒の先端部を押さえて出血しないようにしてから内筒を抜去し、輸液回路に接続する。
10. 固定用絆創膏でループを作り、固定する。

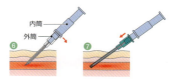
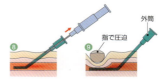

Chapter 3 末梢静脈路確保

処置中・後の注意点

- 大量輸液や輸血の場合は、18Gより太い針を使用する。
- 刺入部(しにゅうぶ)の疼痛や静脈炎を認めた際は、すみやかに抜針する。
- 刺入部を清潔に保ち、カテーテル感染を予防する。

救急処置の手技

中心静脈路確保

目的とポイント

中心静脈とは、静脈血が右心房に流入する直前の上大静脈および下大静脈の総称。ここにカテーテルを留置する手技が中心静脈路確保である。

中心静脈圧測定、高カロリー輸液、循環作動薬の投与などを目的とし、循環動態の不安定な救急患者に対して施行される。

中心静脈の穿刺部位

中心静脈路確保には内頸静脈、鎖骨下静脈、大腿静脈の3つのルートのいずれかが選択される。

ただしルート確保が困難な場合には、比較的合併症が少なく確保が容易な内頸静脈が選択されることが多い。

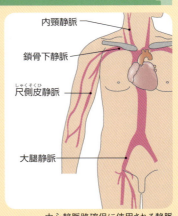

中心静脈路確保に使用される静脈

穿刺手技／内頸静脈の場合

❶仰臥位で頭部を10〜20度低くするトレンデレンブルグ体位をとる。
❷穿刺部位を広く消毒し、局所麻酔を行う。
❸パイロット針を約45度の角度で刺入。同側の乳頭に向けシリンジに陰圧をかけながら針を進める。
❹❸で静脈血液の逆流が得られた方向に向け、本穿刺を行う。
❺本穿刺が静脈内に確認されたらガイドワイヤを挿入。
❻穿刺針のみ抜去。ダイレータをガイドワイヤに通し、穿刺部を拡張。
❼ダイレータを抜去し、ガイドワイヤに合わせて中心静脈カテーテル挿入。挿入後、ガイドワイヤを抜去。
❽カテーテル留置後は、血液が抵抗なく逆流するのを確認し、縫合固定する。
❾挿入後は胸部X線撮影で、カテーテルの位置確認を必ず行う。気胸などの合併症の確認も忘れないこと。

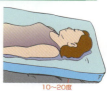
10〜20度
トレンデレンブルグ体位

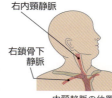
右内頸静脈
右鎖骨下静脈
内頸静脈の位置

参考：中心静脈カテーテル >>>P.244

処置中・後の注意点

●カテーテル感染を併発しやすいので、消毒処置を十分に行う。
●穿刺に伴う気胸や血腫・血胸などの合併症に注意。
●バイタルサイン（特に呼吸の観察）に加え、胸部聴診による呼吸音の左右差のチェック、心電図モニタにも注意する。

救急処置の手技

動脈ライン確保

目的とポイント

　動脈ラインの使用は**血行動態の不安定な患者の連続的な血圧監視に有効**で、手術室や ICU／CCU などの重症患者のモニタリングには欠かせない。
　動脈カテーテルは通常、橈骨動脈に挿入される。カテーテル留置が困難な場合は、大腿動脈が用いられることが多い。

モニタリングラインの準備

❶動脈ラインキットを組み立てる。接続部がゆるんでいることが多いので、必ず全部締め直す。
❷ヘパリン加生理食塩水500mL（ヘパリン濃度1〜5U/mL）を加圧バッグで加圧（300mmHg）。
❸輸液ラインと動脈ラインキットを連結し、活栓やライン内の小さな気泡を抜いておく。

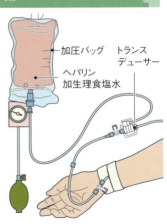

加圧バッグ／トランスデューサー／ヘパリン加生理食塩水

穿刺手技

1. 穿刺部位の周囲が血液で汚染されるのを防ぐために、防水シート、アンダーパッドなどを下に敷く。
2. 穿刺部位をアルコール綿またはイソジンで消毒する。
3. 刺入点の皮膚と動脈の付近を局所麻酔する。
4. 皮膚に対し約30〜45度の角度で穿刺する。
5. 術者が動脈内にカテーテルを留置したら、ラインを接続する。
6. 穿刺部位を清拭後、テープで確実に固定する。
7. 確実に挿入されているか、シリンジで逆流を確認する。
8. 圧ライン波形が出ることを確認し、圧トランスデューサーのゼロバランスを行う。

処置中・後の注意点

- 橈骨動脈ラインの場合は、手指に血行不良が生じていないか注意する。
- ライン中に気泡が混入すると、血圧波形がなまって振幅が小さくなる。さらに気泡の混入が原因で空気塞栓を起こす危険性があるので十分に注意すること。
- トランスデューサーやライン回路は、4日ごとに取りかえる。

Chapter 3 救急処置の手技

胸腔(きょうくう)ドレナージ

目的とポイント

胸腔内に貯留した液体や気体を排出するために行う。呼吸や循環に影響がない程度の液体・気体であれば胸腔穿刺で対応できるが、**血気胸や炎症性胸水、胸腔内に貯留した血液による循環障害などがある場合は、胸腔ドレナージを行う。**

胸腔内にドレーンを入れてポンプで空気を吸い出すことで、胸腔内圧の陰圧を回復させる。

準備するもの

胸腔ドレナージチューブ	気胸：20〜32Fr 血胸など：28〜32Fr
局所麻酔薬	1％リドカイン
注射器・注射針	21〜23G
切開縫合セット	
曲ペアン鉗子	
カテーテルクランプ用鉗子	
接続ドレナージユニット	
その他：消毒薬、滅菌手袋、覆布など	

胸腔ドレナージの方法

❶胸部X線写真などで貯留した液体・気体の局在を確認。
　※緊張性気胸は検査を待たず、バイタルサインなどからただちに診断し、ドレーンを挿入。
❷患者の上肢を挙上させ、ドレナージチューブを第5〜6肋間、前腋窩線あるいは中腋窩線を目安に挿入する（胸部X線写真があれば参考にする）。
❸ドレナージユニットに接続してクランプを解除。余分な皮膚切開部を縫合し、その糸を使ってドレーンを固定する。
❹挿入後は、エアリークや排液の性状などの確認、胸部X線写真による挿入部位確認を行う。

処置中・後の注意点

● 排液の色調変化や量の急激な変化がないか観察する。
● 移送時に胸腔ドレーンをクランプすることは禁忌（緊張性気胸の危険性）。
● エアリークを防ぐため、チューブ挿入部や接合部が体位変換などで緩んでいないか確認する。
● 固定用接合糸のゆるみはないか、挿入部に感染の徴候はないかなどを観察する。

Chapter 3 救急処置の手技

腹腔穿刺 (ふくくうせんし)

目的とポイント

腹腔内の貯留液の原因が、超音波や CT で診断できない時に適応される。**貯留液を採取し、その性状や腹腔内出血の有無などを確認する。**

緊急に腹腔内出血の有無を確認する場合や、腹腔内貯留液の性状（血液・腹水・消化管内容など）を知ることが診断・治療方針決定に重要である場合などに適応となる。

準備するもの

穿刺針	16〜18G、側孔付き
洗浄用カテーテル	複数の側孔付き
局所麻酔薬	1〜2％リドカイン
5〜10mL 注射器・注射針	麻酔薬吸引用 18G、局所麻酔用 23G
消毒用ポビドンヨード液、滅菌手袋、滅菌シーツ、ガーゼ	
メス、止血用鉗子、縫合糸、受針器、丸針、角針	
エクステンションチューブ、三方活栓など	

基本的処置

- 検査で液体貯留部位を確認、安全に穿刺できる部位を固定する。
- 穿刺部位を中心に皮膚消毒し、局所麻酔を行う。
- 穿刺針は、テフロン針（16～18Gの側孔付き）、胸腔穿刺用トロッカーカテーテル、注射針（18～23G）、エラスター針などから選択する。
- 腹壁に対して垂直に穿刺針を進め、貯留液が吸引できたら外筒を進める。検査目的なら、検体を採取して抜針する。
- ドレナージ目的なら、点滴用延長チューブに排液バッグを接続する。

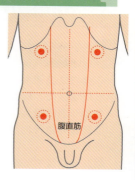

腹腔穿刺部位（赤丸部分）

処置中・後の注意点

- 妊婦や腹部の術後患者で腸管癒着の疑われる症例には特に注意する。
- 施行前には必ず静脈ラインを確保し、施行中は血圧と脈拍を頻繁にチェックする。
- 腹水を除去する際は、循環不全を予防するために排液量は1,000mL／時を超えないようにする。
- 排液量が2,000mLを超える場合は、代用血漿やアルブミンの経静脈投与も考慮する。
- 状態の変化を認めた場合は、腹水の排出を中止し、すみやかに輸液を行う。

Chapter 3 救急処置の手技

心嚢穿刺 (しんのうせんし)

目的とポイント

心嚢内に血液や心嚢液が貯留して心タンポナーデに陥った場合に、診断目的と治療目的で施行する。

心嚢穿刺は緊急性の高い処置であり、処置前後を通して患者の血行動態、症状の変化を十分に観察する必要がある。

超音波検査で心窩部に十分な心嚢液が観察できない場合は、開窓術が選択されることが多い。一刻を争う場面ではまず穿刺を試みるが、血腫のドレナージは難しい。

穿刺と開窓術の選択

試験穿刺針	20〜25G
本穿刺針	16〜18G
穿刺用カテーテル	カテラン針またはピッグテールカテーテル
局所麻酔薬	1%リドカイン
注射器、三方活栓、延長チューブ	
消毒用ポビドンヨード液、滅菌シーツ、滅菌手袋	
急変時に対応できる気管挿管や救急薬品など	

基本的処置

❶ 30〜45度の半座位にすると貯留液が前方下部に集まり、心筋損傷のリスクを減らせる。

❷ 剣状突起左縁と肋骨弓の交点の3〜4mm下から、皮膚に30〜40度の角度で左肩に向けて穿刺する。

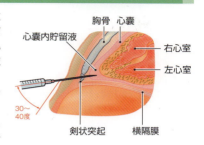

❸ ドレナージ目的の場合は、穿刺針からガイドワイヤを挿入した後、ピッグテールカテーテルなどを留置する。

❹ カテーテルを皮膚に縫合し、ドレーンバッグを接続する。

処置中・後の注意点

- 採取した心嚢液の一部を採液用試験管に取り、すみやかに血液検査、生化学検査、微生物検査、細胞診などに送る。
- 出血量が多い場合はチューブクランプや三方活栓でドレナージ量をコントロールし、緊急開胸止血術の準備をする。
- 凝血塊によってドレーンが詰まることがある。適宜、溜まった血液や排液を手で揉んだりして排液ボトルに排出(ミルキング)する。
- 閉塞時には太径のチューブに入れ替える。

Chapter 3 救急処置の手技

除細動(じょさいどう)

目的とポイント

心室頻拍（VT）や心室細動（VF）などの重篤な不整脈に対して行われる治療法。**電気的な刺激や薬物などの外力によって異常な電気信号経路を遮断し、心拍を正常洞調律に回復させる。**

電気的除細動にはいくつかの種類があるが、体表の皮膚を通して通電する体外式が最も一般的である。

体外式除細動器の選定

体外式除細動機には、心電図の判断、エネルギー設定、通電のすべてを医療者が行う手動式と、医師以外でも行えるAED（自動体外式除細動器）の2タイプがある。医療機関では前者が主に用いられる。

参考：除細動器 >>>P.249

心停止患者に対する除細動

❶心電図を確認する。
❷エネルギー量を設定する。
　※エネルギー量は、単相性で360J（ジュール）、二相性で150〜200Jとする（もしくは機器の推奨するエネルギー量とする）。
❸非同期電気ショックモードであることを確認。

❹電極は、パドルと粘着式電極パッドの2種類がある。パドルの場合は、ゲルパッドを使用するかペーストを十分に塗る。
❺電極を右鎖骨下と左乳頭下前腋窩線上に当てる。パドルの場合は患者の胸壁が変形するくらいしっかり押しつける。
❻誰も患者に接触していないことを確認してから、放電スイッチを押す。
❼電気ショックは1回行う。
❽心電図モニタ波形や脈拍の確認は行わず、ただちに胸骨圧迫からCPRを再開する。

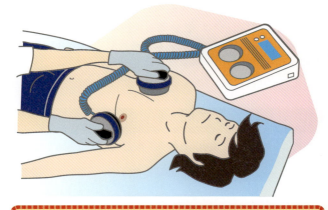

 処置中・後の注意点

●患者の周囲に水や貴金属、高流量酸素などの電気誘導物がないか、必ず確認する。
●胸毛が多い患者では、電気抵抗が高くなることがあるのでパドル・パッドをより強く密着させる。

Chapter 3 救急処置の手技

12誘導心電図・心臓ペーシング

目的とポイント

12誘導心電図は、**不整脈・心疾患・電解質異常など心臓および全身病態を評価でき**、心臓リズムや心筋の診断に欠かせない基本的な検査法である。心電図のとり方と、読みとり方は熟知しておくこと。

心臓ペーシングは12誘導心電図のモニタ監視のもとで行う。緊急ペーシングでは経静脈的ペーシングが基本となるが、**特に緊急性が高い場合には経皮的ペーシングが適応**される。

12誘導心電図の電極位置と装着法

電極は、肢誘導（4電極）と胸部誘導（6電極）を装着する。
- 四肢電極はバネばさみ電極と接着電極がある。それぞれの電極は安定して装着できる部位に装着する。
- 胸部電極は吸引カップ型の金属電極と接着電極がある。第4肋間を探してV₁から順次装着する。

【12誘導心電図：胸部誘導の電極位置】

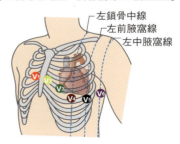

左鎖骨中線
左前腋窩線
左中腋窩線

【12誘導心電図の誘導法(電極位置)】

		電極位置	電極色
標準双極肢誘導	Ⅰ	右手と左手	―
	Ⅱ	右手と左足	―
	Ⅲ	左手と左足	―
単純肢誘導	aV_R	右手	赤
	aV_L	左手	黄
	aV_F	左足	緑
単純胸部誘導	V_1	第4肋間胸骨右縁	赤
	V_2	第4肋間胸骨左縁	黄
	V_3	V_2とV_4の中点	緑
	V_4	第5肋間左鎖骨中線上	茶
	V_5	V_4の高さで左前腋窩線上	黒
	V_6	V_4の高さで左中腋窩線上	紫

<装着の手順>

❶電極装着部位は脂肪分をアルコールでふき取る。
❷装着部位に電極ペーストを塗る。
❸電極の接着面に薄く電極ペーストを塗る。
❹電極同士が接触しないように、各電極を装着する。

<装着時の注意>

●電極ペーストが隣の電極とつながらないように、塗り過ぎないようにする。
●電極と皮膚の間に空気が混入したり電極がはがれないように、適切な量の電極ペーストを塗る。
●体毛が多い患者は、剃毛も考慮する。

心臓ペーシングの基本的処置

緊急ペーシングが適応されるものには、徐脈(洞機能不全、Ⅲ度房室ブロック、心停止など)と頻脈(上室性頻拍、心房粗動)がある。

次ページへ

経皮的ペーシング
❶電極パッドを左前胸部（陰極）と左背部（陽極）に貼る。
❷デマンドモード（VVI）にセットする。
❸ペーシングレートを60回／分にセットする。
❹ペーシングを開始し、ペーシング強度を適切な値まで上げていく。
❺ペーシング波形にQRS波がつながるか確認する。

経静脈的ペーシング
❶内・外頸静脈、鎖骨下静脈、肘静脈、大腿静脈からシースカテーテルを留置する。
❷シース内に通したペーシングカテーテルを右心室に入れ、先端が内壁にはまるように固定する。
❸ペースメーカー電極のカテーテルを本体に接続する。
❹4～5mAでペーシングを開始。徐々に出力を下げていき、ペーシングされる最小出力（出力閾値／通常1mA以下）を確認する。
❺センシングレベルを最も鋭敏に設定する。設定心拍数は50～80／分。
❻カテーテルを皮膚に固定する。

 処置中・後の注意点

- 記録した心電図は、記録年月日、時間、氏名、状態、記録理由などを明記して保管する。
- 緊急に経皮的ペーシングを行う際は、すみやかに静脈路確保を行い、経静脈ペーシングに備える。
- 経皮的ペーシングは皮膚への通電で痛みを伴うので、鎮痛や鎮静の配慮が必要である。

Chapter 4 症状別・看護のポイント

- 092 呼吸困難
- 096 心停止
- 100 不整脈
- 104 ショック
- 108 けいれん
- 112 麻痺・言語障害
- 116 意識障害
- 121 めまい
- 124 頭痛・頸部痛
- 129 脳血管障害
- 133 胸痛
- 137 腹痛
- 141 腰痛
- 144 吐血・下血
- 148 下痢・嘔吐
- 152 発熱・熱中症
- 156 熱傷
- 160 急性中毒
- 165 消化管穿孔
- 168 イレウス
- 172 上部消化管出血
- 176 急性冠症候群
- 180 肝性昏睡
- 184 糖尿病関連の意識障害
- 189 眼科救急
- 193 耳鼻咽喉科救急
- 198 泌尿器科救急
- 203 産婦人科救急
- 208 外傷総論
- 212 頭頸部外傷
- 216 胸部外傷
- 220 骨盤外傷
- 223 四肢外傷
- 226 脊髄損傷

Chapter 4 症状別・看護のポイント

呼吸困難(こきゅうこんなん)

呼吸に不快感や努力感を自覚することを、呼吸困難という。呼吸困難の発生機序は非常に複雑で不明点も多いが、呼吸仕事量の増加に伴って感じるとされている。

緊急処置が必要な呼吸状態（**呼吸停止・微弱呼吸・気道閉塞・緊張性気胸・気管支喘息による狭窄など**）を把握し、バイタルサインなどの徴候から迅速で適切な処置を行うことが求められる。

呼吸困難の原因となる主な疾患

上気道	・気道内異物・喉頭炎など
下気道・肺	・気管支喘息・慢性気管支炎・肺炎・肺気腫・気胸・肺水腫・肺塞栓など
心臓・血管	・心筋梗塞・心筋症・心筋炎・狭心症・心不全など
神経・筋	・呼吸中枢抑制・脊髄損傷・呼吸筋麻痺など
代謝	・アシドーシス・甲状腺機能亢進症・尿毒症・重症貧血など
精神・心因性	・神経症・過換気症候群・ヒステリーなど
呼吸中枢	・脳幹出血・頭部外傷・薬物中毒など

ドクターが来る前に…緊急度チェック

【意識】
- 本人に状態を確認 ⇒ 不穏・錯乱状態の有無。

【呼吸】
- 呼吸数が35回／分以上⇒呼吸不全の前兆。
- 呼吸パターン、陥没呼吸、呼気・吸気延長など。

【循環】
- 血圧、心拍数。

【体型・体位】
- 胸郭変形、側臥位、起坐呼吸など。

【その他】
- 顔色、発汗、チアノーゼの有無、末梢冷感、頸静脈怒張、浮腫など。

緊急度判定ポイント

Point 1 ▶ 呼吸停止
- 5〜10秒経過しても呼吸がない、あるいは死戦期呼吸の場合は、呼吸停止と判断する。

Point 2 ▶ 意識障害
- 呼吸困難を訴えていた患者が意識障害に陥った場合、低酸素血症や脳低酸素状態、CO_2ナルコーシスなどの致死的な症状を疑う。

意識障害を推察する目安

$PaCO_2$	80〜100mmHg 以上	PaO_2	30〜40mmHg 以下
ヘモグロビン	3〜5g/dL以下	圧縮期血圧	50〜70mmHg 以下
血糖値	50mg/dL 以下・500mg/dL 以上		

次ページへ

Point 3　上気道閉塞
- アナフィラキシー、異物、急性喉頭蓋炎などによる上気道閉塞は緊急度が高く、気管挿管が必要。
- 口腔内の異物、患者の様子や訴え（チョークサインや発声困難、喘鳴など）を確認。

異物の除去法

意識がある場合	● 小児・成人：咳・Heimlich（ハイムリック）法 ● 乳児：背部叩打法・胸部圧迫法

Point 4　低酸素血症・チアノーゼ
- 低酸素血症（SpO_2：90％未満、PaO_2：60mmHg未満）では酸素投与が適応。チアノーゼが現れると高濃度の酸素投与が必要。
- 酸素投与はSpO_2で95〜98％を目標に行う。

高濃度酸素投与の目安

低酸素血症	SpO_2　90％ 未満
	PaO_2　60mmHg 未満

Point 5　重篤な血圧低下・徐脈・不整脈
- 緊張性気胸、肺血栓塞栓症、心筋梗塞、低酸素血症など呼吸困難の原因となる重篤な病態・疾患では、血圧の低下や徐脈・不整脈を伴う。
- 緊張性気胸では、胸部聴診・打診での左右差、頸静脈怒張、皮下気腫、気管の偏位などにも注意。

看護のポイント

- 救命処置が必要な致死的な病態は、気道閉塞と緊張性気胸。できるだけ早くこの二つの病態を除外できるように心がける。
- 患者の意識、バイタルサインの変化に常に注意を怠らない。

救急対応の流れ

Step 1 気道確保・酸素投与

呼吸困難を緩和するために、気道確保と酸素投与を行う。

【気道確保】
- 用手的気道確保を行う。
- 意識障害がある場合は、気管挿管の準備。

【酸素投与】
- 意識がない場合はバッグ・バルブ・マスク
- 意識がある場合は経鼻カニューラ、酸素マスク

→ 呼吸を改善

Step 2 原因疾患を検索

既往歴・家族歴・バイタルサイン・検査所見など、原因疾患の手がかりとなる情報をできるだけ集める。

呼吸困難の主な原因疾患

上気道	・気道内異物・喉頭炎など	神経・筋	・呼吸中枢抑制・脊髄損傷 ・呼吸筋麻痺など
下気道	・気管支喘息・慢性気管支炎・肺炎・肺気腫・気胸・肺水腫・肺塞栓など	代謝	・アシドーシス・甲状腺機能亢進症・尿毒症・重症貧血など
心臓・血管	・心筋梗塞・心筋症・心筋炎・狭心症・心不全など	精神・心因性	・神経症・過換気症候群・ヒステリーなど
		呼吸中枢	・脳幹出血・頭部外傷・薬物中毒など

Chapter 4 症状別・看護のポイント

心停止(しんていし)

心臓の異常によって全身に血液を送り出す機能がなくなった状態。**体内の酸素が急速に欠乏するため、蘇生までの時間がきわめて重要となる。**

原因の大半は心疾患だが、他に肺塞栓症、消化管出血、外傷などが引き起こす循環性ショック、換気不全、代謝障害などがある。

心停止の心電図

●**心室細動（VF）**

心筋の不規則な収縮により正常な QRS 波が見られない。

●**無脈性心室頻拍（pulseless VT）**

心室頻拍の特徴である幅の広い QRS 波形が連続して見られるが、脈の拍出がない。

●**無脈性電気活動（pulseless electrical activity：PEA）**

VF と pulseless VT を除く何らかの波形が見られるが、脈がない。

●**心静止（asystole）**

心室が電気的に活動していない状態で、心電図の波形は平坦な一直線となる。

ドクターが来る前に…緊急度チェック

急変患者や心停止を疑う患者には、まず一次救命処置 >>>P.30 を行う。

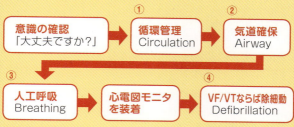

【意識の確認】
- 患者の肩に触れて声をかけ、反応を確かめる。
    反応がない⇒
    ・すぐに人を集める。
    ・AED（自動体外式除細動器）を要請する。
    ・緊急カートを依頼する。

【循環管理】…① Circulation
- 動脈で脈を確認する。
    脈が触れない⇒
    ・胸骨圧迫を実施（1分間に 100～120 回のペース）。
    ・胸骨圧迫 30 回に人工呼吸 2 回の割合で継続する。

【気道確保】…② Airway
- 頭部後屈あご先挙上法（外傷が疑われる場合は下顎挙上法）。
- 気道を確保しながら患者の顔に近づき、胸を見て、息を聞き、吐息を感じて、呼吸の有無を確認（10秒以内）。

【人工呼吸】…③ Breathing
- ●呼吸がない⇒人工呼吸。
  - ・1秒の人工呼吸を2回行う。
  - ・傷病者の胸が持ち上がるか確認する。

【除細動】…④ Defibrillation
- ●心電図をつける。
- ●VF／pulseless VTの場合⇒除細動を実施（1回）。
- ●asystole／PEAの場合⇒除細動の必要なし。

 緊急度判定ポイント

Point 1　心電図の確認
●下記の心電図所見は心停止を示す。

心室細動（VF）>>>P.96	P波、QRS波、T波が全くない、不規則な波形。
無脈性心室頻拍（pulseless VT）>>>P.96	広いQRS波が繰り返される。リズムは規則的なことが多い。
無脈性電気活動（PEA）>>>P.96	VF、VT、心静止以外で、脈拍のない規則性リズムはすべてPEA。
心静止（asystole）>>>P.96	平坦な基線のみの波形。

Point 2　脈拍の確認
- ●心室細動や心静止が明らかな場合は、脈拍の確認は不要。
- ●心室の活動を示すようなQRS波がある場合、総頸動脈の拍動を確認。

救急対応の流れ

【心停止アルゴリズム（成人）】

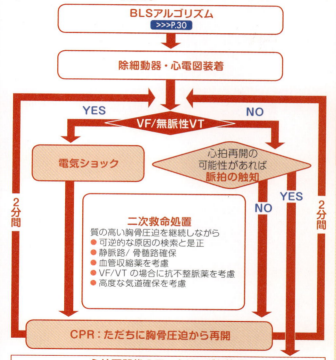

一般社団法人 日本蘇生協議会監修『JRC蘇生ガイドライン2015』,48頁,2016,医学書院 より作成

Chapter 4 症状別・看護のポイント

不整脈（ふせいみゃく）

　正常洞調律（大人では 60 ～ 100 拍／分）以外のすべてが不整脈であり、頻脈性不整脈と徐脈性不整脈に大別される。
　ACLS（Advanced Cardiovascular Life Support）で取り上げられている、日常診療で遭遇しやすく、すべての医療従事者が対応すべき不整脈を以下に示す。これらは、**ショック、心不全など血行動態の破綻を示すものと、致死的不整脈に移行する可能性の高い不整脈**である。

緊急対応が必要とされる主な不整脈

【心室頻拍】
● 単形性心室頻拍（monomorphic VT）

　QRS 波を見て単形性と判断できる場合は、通常の心室頻拍として対処する。

● 多形性心室頻拍（polymorphic VT）

　多形性の場合は、トルサード・ド・ポアンツ（TdP）の可能性を考慮する。

【上室性頻拍】
● 洞性頻拍

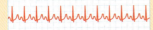

　規則正しい QRS 波の前に明瞭な P 波。安静時は心拍数が 150 拍／分以上になることはほとんどない。

【上室性頻拍】
●心房細動（AF）

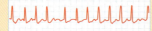

P波が消失し、基線の揺れを認めることがある。QRS波は幅が狭く不整となる。

●心房粗動（AFL）

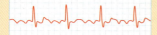

P波が消失し、「のこぎり歯状」のf波が特徴的。

●発作性上室性頻拍（PSVT）

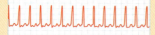

R-Rの間隔が規則正しく、QRS波も類似したものとなる。P波は認められないことが多く、心拍数は突発的に150拍／分以上になることが多い。

【徐脈】
●完全（Ⅲ度）房室ブロック

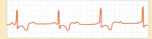

P波とQRS波がそれぞれのリズムで無関係に出現。心房と心室が独立して興奮している状態にある。

●Ⅱ度房室ブロック（モビッツ〔Mobitz〕Ⅱ型）

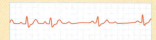

PQ間隔は一定だが、突然に房室への伝導が途絶し、QRS波が脱落する。

ドクターが来る前に…緊急度チェック

【バイタルサイン】
- 血圧 >>>P.50 と脈拍（心拍）数 >>>P.48 が特に重要。
  - 血圧低下⇒緊急対応が必要。
  - 脈拍数 100 拍／分以上⇒頻脈。
  - 脈拍数 60 拍／分未満⇒徐脈。

【問診】
- 発症の時期　●動悸の起こり方：突発的、慢性的など。
- 随伴症状：胸痛、呼吸困難、失神、めまいなど。
- 誘因の有無：飲酒、過労、精神的ストレスなど。
- 既往歴：心疾患、呼吸器疾患、内分泌疾患など。

【観察】
- 意識状態：意識レベルが低下していないか。
- 全身状態：冷や汗をかいていないか。
- チアノーゼの有無。
- 心疾患、心不全徴候の有無：心音、心雑音、浮腫。

緊急度判定ポイント

Point 1　脈拍の確認
- 頻脈（100／分以上）か、徐脈（60／分以下）か？
- 脈拍は規則的か、不規則的か？
- 症状は突然起きたか、徐々に起きたか？

Point 2　標準 12 誘導心電図
- QT延長→電解質異常、著明な徐脈などの可能性を疑う。
- ST変化の出現→虚血性心疾患の可能性を疑う。
- 緊急対応が必要とされる主な不整脈波形は、P.100～101を参照。

救急対応の流れ

<不安定な頻脈>

Step ① 患者の状態を確認

意識状態の悪化、失神、胸痛、呼吸困難、血圧低下、ショックなどの症状がないか確認する。

- 不安定である
- 安定している → 安定頻拍の鑑別・治療

Step ② 症状の原因を確認

症状の原因が頻脈（通常 100〜150 拍／分以上）によるものか確認する。

- 頻拍が原因
- 頻拍が原因ではない → 原因の検索と治療

Step ③ 迅速な電気ショック

心拍数が 150 拍／分以上の場合は、電気的除細動が必要なことが多い。150 拍／分以下の場合は、抗不整脈薬の使用も検討される。

<徐脈>

Step ① 患者の状態を確認

意識状態の悪化、失神、胸痛、呼吸困難、血圧低下、ショックなどの症状がないか確認する。

- 不安定である
- 安定している → 緊急治療の必要なし

Step ② ペーシング

ただちにペーシング。特にⅢ度・Ⅱ度房室ブロック（モビッツⅡ型）には必須。

Chapter 4 症状別・看護のポイント

ショック

何らかの原因によって血圧が低下して末梢循環に障害が起き、臓器が正常に機能しなくなる状態。

原因は多岐に及び、その病態も一様ではない。**特徴的な徴候としては、蒼白、脈拍微弱、呼吸失調、発汗、虚脱の5つがある**（五徴）。最近ではショックを循環動態の異常ととらえて分類されることが多い。

ショックの分類

血液分布 異常性ショック	血管の拡張によって、循環維持に必要な血液量が相対的に不足した状態。 ・細菌感染（敗血症性ショック） ・アナフィラキシー（アナフィラキシーショック） ・脳・脊髄の重度障害（神経原性ショック）など。
循環血液 減少性ショック	循環維持に必要な血液量が絶対的に不足している状態。 ・出血（出血性ショック）・血液以外の体液喪失など。
心原性ショック	原発性心疾患に起因して心拍出量が相対的または絶対的に不足している状態。 <心筋障害> ・心筋梗塞・心筋症・心筋炎など。 <機械的異常> ・僧帽弁閉鎖不全症・心室中隔欠損症・心室瘤など。 <不整脈> ・各種不整脈

閉塞性ショック	血管の閉塞により、循環維持に必要な血流が不足した状態。 ・心タンポナーデ・緊張性気胸・血胸・肺塞栓症など。

ドクターが来る前に…緊急度チェック

【五徴のチェック】
- 蒼白⇒顔色の悪化、血の気のない色調。
- 脈拍微弱⇒橈骨動脈の触知の強弱で判断。
- 呼吸失調⇒頻呼吸、呼吸困難感、呼吸回数の低下。
- 発汗⇒冷や汗の有無。背中もチェック。
- 虚脱⇒ぐったりする前の「生あくび」も重要なサイン。

【問診：緊急を要さない場合】
- 外傷の有無、胸痛、背部痛、発熱などを確認。

【観察：時間的ゆとりがある場合】
- 血圧の実測、脈拍、呼吸数、体温、血糖値などの測定。

緊急度判定ポイント

Point 1　気道の確認
- 上気道の狭窄音がある場合、異物や分泌物、吐物などがないか確認し、必要があれば吸引する。状況に応じて気道確保を行う。
- 上気道の狭窄症状がある場合、酸素投与、静脈路確保の準備。
- 上気道閉塞があれば、迅速に気管挿管の準備。

Point 2　呼吸の確認
- 胸郭運動に左右差がある場合、緊張性気胸の可能性を念頭に置く。
- 頸静脈の怒張がある場合、閉塞性ショック、心原性ショックを疑う。

Point 3　循環の確認
- 冷汗、皮膚蒼白、血色不良、脈拍、CRT（毛細血管再充満時間）などを評価。
- ショック症状を認めた場合は、迅速に静脈路を確保するための準備を行う。

Point 4　意識・神経学的評価
- GCSまたはJCSにより意識レベルを評価する。
- 瞳孔、麻痺の有無など、神経学的評価は可能な限りの情報を集める。

Point 5　全身観察と体温管理
- 紫斑や紅斑などの皮膚所見や四肢の変形や膨張がないかなど、可能な限りの全身評価を行う。
- 出血性ショックにより大量輸液を行う場合は、特に低体温に注意。

看護のポイント

- 観察によって、緊急度、重症度を見きわめる。
- 基本的な症状である血圧低下と意識障害が見られたら、ショックを疑って診断と同時に初期治療を進める。
- 早期には血圧低下が見られず、頻脈、頻呼吸のみが現れることもある。
- 緊張性気胸、うっ血性心不全などを早期に発見するうえで、聴診も重要。

救急対応の流れ

Step ① 初期治療

救命処置を行う際は、まず応援を要請して人を集め、救急カート・除細動器・心電図モニターなど必要な準備を行い、意識・呼吸・循環を観察しながら進める。

【気道確保】
- ショックに伴った意識レベルの低下があれば、気道確保が必要。
- アナフィラキシーショックなど、状態によっては気管挿管を考慮。

【呼吸管理】
- ショック状態の場合は、高流量酸素投与を行う。

【循環管理】
- 輸液セットを細胞外液で2セット以上用意しておく。
- 血液分布異常性ショック・循環血液量減少性ショック・閉塞性ショックでは、最初の輸液は全開で投与。心原性ショックの場合は、心機能や肺のうっ血状況に応じて昇圧薬を併用する。

バイタルサインが安定

Step ② ショックの原因鑑別

患者のバイタルサインが安定したら、ショックの原因を検索する。
- 原因がわかればすぐに回復可能な、緊急性気胸や心タンポナーデを診断し解除。
- ショックの分類（P.104～105参照）を鑑別することで治療法を決める。

Chapter 4 症状別・看護のポイント

けいれん

　筋肉が不随意的に激しく収縮することによって起こる発作をけいれんという。けいれんはてんかんの主要症状だが、てんかんは発作を繰り返す慢性の脳疾患であり、けいれんと同義語ではない。

　けいれんは全身疾患や中枢神経疾患の症状としても現れる。**全身性のけいれんは生命に危険を及ぼすこともあり、一刻も早く止めなければならない病態**である。

けいれんの原因となる年齢別の主な疾患

乳幼児 （0歳～2歳未満）	周産期低酸素血症、頭部外傷、代謝性疾患、先天異常など
小児 （2歳～12歳未満）	突発性けいれん、感染症、頭部外傷、熱性けいれんなど
思春期 （12歳～18歳未満）	突発性けいれん、頭部外傷、薬物中毒、脳動静脈奇形など
若年層 （18歳～35歳未満）	頭部外傷、アルコール中毒、脳腫瘍など
中年以降 （35歳以上）	脳腫瘍、髄膜炎、脳血管障害、アルコール中毒、薬物中毒、代謝性疾患など

ドクターが来る前に…緊急度チェック

【意識】 >>>P.54
- 意識障害の有無と程度を確認。
  - 強い場合⇒気管挿管による気道の確保。 >>>P.63

【気道・呼吸・循環】
- 以下の事項を確認する。
  - 気道は開通しているか。
  - 呼吸はあるか。
  - 循環系に異常はないか。
  - けいれんは続いているか。

緊急度判定ポイント

Point 1 呼吸の確認
- まず自発呼吸があるかを確認。
- 無呼吸や低酸素血症に注意。

無呼吸の場合→咬舌や舌根沈下、だ液や血液などにより気道の詰まりが生じている可能性あり。

Point 2 けいれん重積は？
- 5分以上続くけいれん（けいれん重積）は危険なので、迅速な処置が必要。

けいれん重積の原因→低酸素脳症や脳血管障害、脳腫瘍、アルコール中毒、薬物中毒など。小児では感染症などで生じることもある。

Point 3　けいれんの型は？

●けいれんの代表的な型を覚えておくと、症状の把握に役立つ。

【強直性けいれん】

全身の筋肉が強直、頭部が反り、眼球が上転した状態になり、発作は数秒～30秒ほど続く。四肢をつっぱって転倒したり、無呼吸状態に陥りチアノーゼを生じることがある。

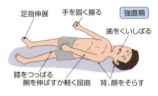

【間代性けいれん】

全身の筋肉が収縮・弛緩を繰り返す。はじめは短い周期で繰り返され、次第に収縮までの間が長くなり1分足らずで治まる。数分間の昏睡期を経て、徐々に回復していくことが多い。

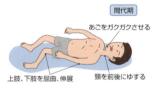

【ミオクロニーけいれん】

手足や顔面、首、全身の筋肉が瞬間的に激しくピクピクと収縮・弛緩を繰り返す。ものを手から取り落としたり、壁に頭を打ちつけたりといった、危険な自傷につながることもある。

【欠神発作】

数秒から数十秒の短時間意識を失い、身体の動作が停止する発作。小児期に多い定型欠神は思春期には症状がなくなることが多いが、てんかん発作に伴って非定型欠神が生じることがある。

救急対応の流れ

<不安定な頻脈>

Step ① 気道確保・呼吸管理

分泌物の吸引などで気道を確保し、状態に応じて補助呼吸や酸素投与を行う。

【補助呼吸・酸素投与】
- 自発呼吸が十分でない場合には、バッグ・バルブ・マスクなどで補助呼吸を行う。
- 口をきつく閉じている場合は、鼻からエアウェイを挿管して空気を通す。
- 高度な意識障害では気管挿管を行う。

Step ② 循環管理

脈拍や経皮的動脈血酸素飽和度（SpO_2）を測定、モニタリングを行う。点滴による薬物投与に備えて、静脈路を確保しておく。

Step ③ 循環管理

けいれんを速やかに止めるため、抗けいれん薬を投与。即効性があるジアゼパムを第一選択とする。

【投与時の注意】
- 抗けいれん薬による呼吸抑制や心伝導障害などの副作用を考慮。
- 十分なモニタリングと副作用が起きた際の酸素投与や気管挿管などの準備をしておく。

Chapter 4 症状別・看護のポイント

麻痺（まひ）・言語障害（げんごしょうがい）

中枢神経あるいは末梢神経の障害により、四肢または脳神経の運動機能が低下、喪失している状態を麻痺という。言語障害は下位脳神経や顔面神経の麻痺によって起こるが、運動性・感覚性などの失語症を含んでいるものもある。

原因には「意識障害」の原因 >>>P.116 がすべて当てはまるが、他にも外傷・疾病・中毒など様々な要因がある。**救急疾患では脳血管障害に起因するものが多い。**

麻痺の種類と主な病変部位

麻痺の種類	麻痺の状態	主な病変部位
単麻痺	右上肢1本、左上肢1本などの麻痺	末梢神経
片麻痺	半身の麻痺	大脳、脳幹
対麻痺	下半身の麻痺	脳幹、腰髄
四肢麻痺	両上下肢の麻痺	脳幹、頸髄

言語障害と主な病変部位

言語の障害	言語の状態	主な病変部位
構造障害	ろれつが回らない	大脳、脳神経、小脳

言語の障害	言語の状態	主な病変部位
運動性失語	理解できるが、言葉を発せない	優位半球（左脳）前頭葉ブローカ野
感覚性失語	言葉は発するが、理解できない	優位半球（左脳）側頭葉ウェルニッケ野
全失語	理解も発語もできない	優位半球（左脳）

ドクターが来る前に…緊急度チェック

【事前準備】
- 事前に家族や救急隊から連絡が入った場合。
  - 服薬などこれまでの診療状況を確認。
  - 緊急時⇒酸素、吸引、気道確保の準備、CTスタンバイ。

【意識】 >>>P.54
- まずは意識の程度、呼吸・循環の異常の有無を確認。

 緊急度判定ポイント

Point 1 呼吸、循環の状態
- 呼吸困難や過度な高血圧・低血圧など、バイタルサインの異常から病態を推定する。
- 原因不明の頻呼吸に注意する。
- チェーン・ストークス呼吸→頭蓋内の損傷を疑う。
- 血圧の左右差→大動脈解離を疑う。

Point 2　原因・部位の推定
● 麻痺・言語障害の原因は、神経解剖学的な障害部位の分類や状態による分類から推測していく。

麻痺の障害部位と原因疾患

障害部位	疾患
上位運動ニューロン障害	●脳血管障害　●頭部外傷　●脳腫瘍 ●多発性硬化症　●ミエロパチー ●運動ニューロン疾患　●ポリオ　など
下位運動ニューロン障害	●多発ニューロパチー　●ギラン・バレー症候群 ●糖尿病　●アルコールによる多発性神経炎 ●絞扼性神経障害　●外傷　●フグ中毒　など
神経筋接合の障害	●重症筋無力症　●ランバート・イートン症候群 ●有機リン中毒　など
筋肉の疾患	●多発性肺炎　●多発筋炎　●筋ジストロフィー症 ●甲状腺疾患　●周期性四肢麻痺　など

「麻痺の種類と主な病変部位」「言語障害と主な病変部位」は、P.112～113参照

看護のポイント

● 麻痺が内因性なのか外因性なのかの鑑別が、まずは重要となる。
● 高齢者の脳卒中急性期の治療法では、意識障害、嚥下障害、心肺機能低下などの合併症を起こしやすいので、特に全身管理が重要になる。
● 高齢者では嚥下障害の頻度が高く、誤嚥性肺炎を併発しやすい。心不全、腎不全も合併しやすいので、十分な注意を要する。
● 脳卒中が疑われる場合、12誘導心電図が到着から10分以内、頭部CTの施行までに25分、読影までに45分が目標ラインである。

救急対応の流れ

Step ① バイタルサインの安定

意識障害を伴う場合は、麻痺の原因究明より蘇生処置が先決となり、バイタルサインを安定させることが重要。
- 迅速にABC評価を行い、気道確保、呼吸管理、循環管理を行う。

血糖値が低い場合→低血糖発作を防ぐため、早急にブドウ糖を投与。

バイタルサインが安定

Step ② 緊急頭部CT検査

麻痺が認められる多くの症例、特に脳血管障害が疑われる場合は、頭部CT検査が必須。CT検査では、出血の存在と部位を特定する。

＜脳出血がある場合＞

CT検査で脳出血が認められた場合、血管の破裂部位が画像に白く映る。脳内出血かくも膜下出血かを特定する。

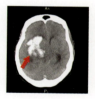

＜脳出血がない場合＞

脳出血がない場合は、脳梗塞を疑う。梗塞部位は画像に黒く映るが、急性期は、皮髄境界消失、レンズ核の不明瞭化、脳溝の消失がみられる。

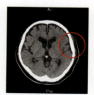

急性期脳梗塞の特徴がみられるCT像

Chapter 4 症状別・看護のポイント

意識障害（いしきしょうがい）

　物事を正しく理解したり、周囲の刺激に対する適切な反応が損なわれている状態。**脳の器質的障害（外傷、脳血管障害、腫瘍など）、循環障害・呼吸障害・代謝性疾患などに起因する脳の機能的障害、てんかんやヒステリーなどの精神科疾患が主な原因となる。**

　脳の機能的障害が原因の場合、器質的障害とは異なって神経学的左右差を認められない。

意識障害の原因となる主な疾患

脳の器質的障害	頭部外傷	脳挫傷、急性硬膜下血腫、急性硬膜外血腫など
	脳血管障害	脳出血、脳梗塞、くも膜下出血
	脳の炎症	脳炎、髄膜炎、脳膿瘍
	脳腫瘍	――
	脳の変性疾患	――
脳の機能的障害	循環障害	ショック、アダムス・ストークス症候群
	呼吸障害	低酸素血症、高（低）二酸化炭素血症
	体温異常	高体温、低体温

脳の機能的障害	電解質異常	高ナトリウム、低ナトリウム、高マグネシウム、高カルシウム血症など
	血糖値異常	高血糖、低血糖
	代謝異常	尿毒症、肝性昏睡、ビタミン B_1 欠乏など
	内分泌疾患	アジソン病、シモンズ病、粘液水腫など
中毒 >>>P.160		薬物、アルコール、麻薬など
その他		てんかん、ヒステリー、ナルコレプシーなど

＊意識障害の原因は、AIUEOTIPS データカード >>>P.2-1 で覚えるとよい。

ドクターが来る前に…緊急度チェック

【意識】 >>>P.54
- GCS分類を使って意識障害の程度を判断
  ・最も重症⇒3点 ・最も軽症⇒15点
  ⇒「GCS分類」はデータカード >>>P.1-1 を参照してください。

【脈拍】 >>>P.48
- 脈拍数40拍／分以下⇒アダムス・ストークス発作の前兆。
- 脈拍数150拍／分以上⇒1回拍出量低下による意識障害。

【血圧】 >>>P.50
- 収縮期血圧60mmHg以下⇒脳血流の減少。
- 収縮期血圧180mmHg以上⇒頭蓋内出血の可能性。

次ページへ

【呼吸】 >>>P.45
- 呼吸数、呼吸様式、呼吸パターンを確認。
- 舌根沈下を伴う場合⇒気道確保、気管挿管を考慮。

【体温】 >>>P.52
- 極端な体温異常の場合⇒直腸温など深部体温を測定。

余裕があれば次の所見もチェック！

身体所見	口臭	アルコール臭、アセトン臭、ニンニク臭など
	皮膚色	蒼白、チアノーゼ、鮮紅色、黄疸など
	頸部	頸静脈怒張、甲状腺腫大など
	胸部	異常心音、異常呼吸音、皮下気腫、胸水など
	腹部	膨隆、血管雑音、肝脾腫、腹水など
神経学的所見	瞳孔	散瞳、縮瞳、瞳孔不同、対光反射など
	眼位の異常	共同偏視、斜偏視、内下方視など
	眼球運動	水平にさまよう動き、急激な下方偏視など
	四肢運動機能	片麻痺、交代性片麻痺、四肢麻痺など
	姿勢の異常	除皮質硬直、除脳硬直など

緊急度判定ポイント

Point 1 気道の評価
- 舌根沈下や吐物による気道閉塞に注意。
- 舌根沈下によるいびきは意識障害の症候の一つ。
- 異物がなくても嘔吐をきたすことが多いので、気道の状態には常に注意が必要。

Point 2 呼吸の評価
- 原因がわからず、20回／分以上の呼吸が続く場合は、ただちにドクターコール。
- チェーン・ストークス呼吸は、脳卒中を疑う。

チェーン・ストークス呼吸

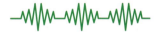

1回換気量が次第に増加し、その後1回換気量が減少する呼吸を繰り返す。

- 頻呼吸、呼吸の減弱、呼吸臭にも注意。

クスマウル呼吸 >>>P.46 でアセトン臭	糖尿病性昏睡など
アンモニア臭	尿毒性昏睡など
アルコール臭	アルコール中毒

Point 3 循環の評価
- 橈骨動脈が触れない場合、収縮期血圧が90mmHg以下の場合は、ショックを疑う。
- 脈拍触知の有無、左右差、徐脈・頻脈・不整脈の有無を評価する。

Point 4 意識レベルの判定
- JCS3桁、GCS8点以下は気道確保を考慮。
- 意識レベルの経時的変化、普段との違いを確認。

救急対応の流れ

Step 1 呼吸管理

意識障害では舌根沈下や異物による気道閉塞を起こしやすい。気道を確保し、必要に応じて人工呼吸、酸素投与を行う。

【気道確保】
- 口腔内に異物があれば吸引などにより除去し、嘔吐した場合は誤嚥に注意。
- 舌根沈下などで気道が塞がった場合は、用手的気道確保を行う。

【酸素投与・人工呼吸の準備】
- 必要に応じてエアウェイや気管挿管などを準備し、酸素投与・人工呼吸を行う。

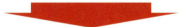

Step 2 循環動態に合わせた治療

心停止、ショック、けいれんなど、状態に合わせた治療を行う。

【心停止】
心停止と判断したら、CPR（胸骨圧迫・人工呼吸）と除細動により心肺蘇生を行う。

【ショック】
静脈ラインを確保し、大量輸液や昇圧薬の投与。

【けいれん重積】
患者がけいれん重積状態にある場合は、けいれんを止めることを優先する。

【脳血管障害】
著明な高血圧の場合は、降圧剤を投与する。

症状別・看護のポイント

めまい

　めまいは目が回るようなクラクラとした感覚の総称で、視覚・平衡感覚・固有感覚の不統合によって生じる。症状は、**グルグル目が回る「回転性めまい」、フワフワふらつく「浮動性めまい」、クラッとする「立ちくらみのようなめまい」の３つに大別**される。

　めまいの原因は多岐にわたるため、めまいの性質、持続時間、随伴症状などから鑑別を行う。

めまいの原因となる主な疾患

末梢前庭障害	メニエール病、前庭神経炎、内耳炎、突発性難聴、外傷、内耳先天性障害、薬物など
中枢前庭障害	脳血管障害、脳腫瘍、頭部外傷、脳炎、多発性硬化症、てんかん、薬物中毒など
心臓・血管系障害	不整脈、アダムス・ストークス症候群、起立性低血圧、循環血液量の減少など
精神・心理的障害	過換気症候群、心因性めまい（神経症、心身症など）
頸部・頸椎の障害	頸部外傷（頭部外傷後遺症、むち打ち症など）など
視性障害	弱視、調節障害、外眼筋麻痺など
その他	更年期障害、全身性内科疾患

ドクターが来る前に…緊急度チェック

【意識】 >>>P.54
- 意識障害の有無を確認。
  - 失神、けいれん、意識消失がなかったか。
  - 現在は意識障害がないか。

【中枢神経症状の有無】
- 麻痺、感覚障害がある⇒頭部CT検査の準備。

【頭位の変換でめまいが起きるか】
- 起き上がるとめまいを感じるが、じっとしていると楽になる⇒良性発作性頭位変換性めまいの可能性。

緊急度判定ポイント

Point 1 意識障害
- 意識障害を伴う場合は、脳血管障害を疑う。
- 意識障害に著明な高血圧を伴う場合は、さらに注意する。

Point 2 血圧の異常
- 著明な低血圧は、心血管障害を疑う。
- 血圧低下に急激なヘモグロビン低下が伴う場合は、出血性ショックを疑う。
- 著明な高血圧は、脳血管障害を疑う。

Point 3 既往症
- 既往症の聴取も重要な判定ポイントとなる。

高血圧	●高血圧による浮動感 ●脳浮腫による浮動性めまい ●降圧薬による起立性低血圧

頭部外傷・脳血管障害	●浮動性・回転性めまい ●脳血管障害後の慢性的めまい
胃潰瘍・十二指腸潰瘍	●消化管出血による貧血

救急対応の流れ

Step 1 安静を保つ

めまいの原因がはっきりするまでは臥位で絶対安静。必要に応じて施す気道確保・酸素投与・静脈路確保の処理も臥位・安静を維持しつつ行う。

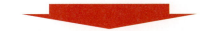

Step 2 めまいの原因を検索

めまいの性状から原因を探りつつ検査や薬剤投与を行う。

【中枢性めまい】
- 意識障害が伴えば、急性脳血管障害や脳腫瘍が疑われる。
- 安静を維持しつつ頭部CT検査、必要に応じて頭部MRI・MRA検査を行う。

【全身疾患に伴うめまい】
- 急性冠症候群や不整脈発作の疑いがある。
- 症状を軽減するために薬剤投与を行う。
  めまいの軽減→炭酸水素ナトリウム（メイロン）
  吐気・嘔吐の軽減→ジアゼパム（セルシン）

Chapter 4 症状別・看護のポイント

頭痛・頸部痛

頭痛の原因は様々だが、緊急を要するかどうかの鑑別が最も重要となる。**特にくも膜下出血、緑内障、頭蓋内圧亢進、脳炎などに起因する強い頭痛はきわめて重篤な病態**であり、迅速な対応が求められる。

寝違えや肩こりに代表される頸部痛には頸椎損傷や椎間板炎などの緊急度の高いものもあるが、救急外来で処置することは比較的少ない。

緊急を要する主な頭痛

急性頭痛 (数分〜数時間で進行)	くも膜下出血(頭蓋内出血)
	脳内出血(頭蓋内出血)
	急性緑内障
亜急性頭痛 (数日〜数週間で進行)	脳腫瘍(頭蓋内占拠性病変)
	慢性硬膜下血腫(頭蓋内出血)
	急性水頭症(頭蓋内占拠性病変)
	髄膜炎(頭蓋内感染症)
	脳膿瘍(頭蓋内占拠性病変)
	脳炎(頭蓋内感染症)
	椎骨動脈解離

ドクターが来る前に…緊急度チェック

【意識】 >>>P.54
- 意識障害の有無をチェック。
  - 病状が強い場合⇒ベッドに寝かせバイタルサインをチェック。
  - 嘔吐している場合⇒側臥位または頭部を側方に向かせ誤嚥を防ぐ。

【呼吸】 >>>P.45
- 呼吸が多い場合⇒過換気症候群、呼吸不全の前兆。
- 不規則な呼吸⇒中枢性呼吸障害の疑い。
- 舌根沈下⇒速やかに気道確保を行う。

【体温】 >>>P.52
- 発熱を伴う場合⇒髄膜炎、脳炎などの感染症の検索。

【血圧】 >>>P.50　**【脈拍】** >>>P.48
- 徐脈傾向・徐脈性の高血圧⇒脳圧亢進症状の疑い。

【瞳孔】 >>>P.58
- 瞳孔径の左右差、対光反射の有無は重要。
  - 共同偏視、眼振⇒脳病変を示唆。
  - 散瞳（動眼神経麻痺）⇒脳ヘルニア、脳動脈瘤の疑い。
  - 縮瞳⇒脳卒中、群発性頭痛の疑い。

緊急度判定ポイント

Point 1　意識レベル
- 声かけや簡単な質問で迅速に意識レベルを確認。
- 重篤な疾患が疑われる場合はGCS・JCSをチェック。

次ページへ

Chapter 4　頭痛・頸部痛

Point 2　血圧の異常
- 収縮期血圧230mmHg 以上は要注意。
- クッシング現象はくも膜下出血を疑う。

Point 3　呼吸の状態
- 失調性呼吸、チェーン・ストークス呼吸、ため息呼吸など、中枢性呼吸障害に特徴的な呼吸状態に注意。
- 舌根沈下や低換気を認めたら、速やかに気道確保。

Point 4　髄膜刺激症状
　項部硬直、ケルニッヒ(Kernig)徴候、ブルジンスキー(Brudzinski)徴候、発熱、麻痺、めまいなどに注意し、重篤な頭蓋内出血をチェック。

項部硬直	
仰臥位で頸部を前屈させると、屈曲が制限される。	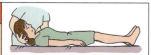
Kernig 徴候	
股関節と膝を90度持ち上げ、下肢を伸ばすと伸展が制限される。	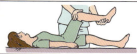
Brudzinski 徴候	
仰臥位で頸部を前屈させると、股関節と膝の両方を屈曲させる。	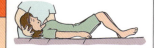

救急対応の流れ

Step 1 安静を保つ

頸部の屈曲や伸展がない限り仰臥位で安静を保持。くも膜下出血などの重篤な疾患が疑われる場合は、移動時も含めて絶対安静とする。

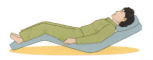

15〜30度の頭位挙上にし、移動時は振動をあたえず、患者を力ませないように注意する。

Step 2 バイタルサインの安定化

心拍、血圧、呼吸、体温など、まずバイタルサインを安定させる。呼吸回数、心拍数、発汗などをチェックし、意識レベルが低い場合は気道確保を考慮する。

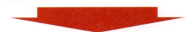

Step 3 緊急処置と検査

患者の状態に合わせた処置と検査を行う。

【呼吸障害】
- 呼吸に問題があれば、パルスオキシメータや心電計を装着して低酸素状態をモニタリングする。
- 酸素飽和度が低下した場合、カニューレによる酸素投与、バッグ・バルブ・マスクによる補助呼吸、気管挿管による人工呼吸などを考慮する。

【けいれんを伴う】
- けいれんは再出血を招く恐れがあるので、抗けいれん薬を使う。

【高血圧】
- くも膜下出血や脳出血の再破裂・再出血に注意し、移動時も含めて絶対安静を維持。
- 頭部CT、三次元-CT アンギオグラフィ（3D-CTA）の検査、降圧薬の処方を行う。

【一時性頭痛の緊急処置】
- 鎮静を図り、アセトアミノフェンやNSAIDsなど一般的な鎮痛薬を処方する。

【画像診断で判断できない場合】
- 画像診断では明確に診断がつかない場合は、腰椎穿刺などで髄液を調べる。

看護のポイント

- 「頭痛⇒風邪」といったような先入観を持たず、重篤な病態を常に意識しておくことがきわめて重要である。
- 「今まで経験したことのないような頭痛」の訴えがあれば、まずくも膜下出血を念頭におく必要がある。
- 頭部外傷が疑われる場合は、頸椎保護を考慮する。
- 病棟に引き継ぐ際は、気管挿管や点滴ラインなどの処置項目と内容、使用した薬物を正確に伝える。

症状別・看護のポイント

脳血管障害(のうけっかんしょうがい)

脳梗塞、脳出血、くも膜下出血に代表される疾患の総称。**脳血管に異常が発生し、出血または虚血による脳組織の障害が起きて発症**する。

脳血管障害の最大の危険因子は動脈硬化だが、出血性疾患では各病態によって異なる。ともに緊急性・重症度がきわめて高い。

脳血管障害の危険因子

高血圧	危険因子として最も重要で、脳出血、脳虚血ともに発症頻度を増加させる。
心疾患	心疾患を持つ患者は、脳卒中発症の危険が2倍以上高い。
糖尿病	糖尿病患者は、脳梗塞発症率が約4倍高い。
脂質異常症	LDLコレステロール値が脳梗塞の危険因子になるという報告もある。
多血症・血液粘度上昇	血液粘度を上昇させて梗塞の原因となる。
飲酒・喫煙	飲酒は脳出血、慢性硬膜下血腫、くも膜下出血を増加させ、喫煙は血液粘度を上昇させる。
肥満	肥満による高血圧が主たる危険因子となる。
経口避妊薬	経口避妊薬は血液凝固能を高めるので、その使用は脳梗塞を誘発しやすい。
季節・気候	寒冷地に脳卒中の発症が多く、冬には特に脳出血が多い傾向がある。

Chapter 4 頭痛・頸部痛/脳血管障害

ドクターが来る前に…緊急度チェック

P.125「頭痛・頸部痛」の緊急度チェックと同様。

緊急度判定ポイント

Point 1 バイタルサイン・症状の把握
- バイタルサイン（呼吸・血圧・脈拍・体温）を把握。
- 激烈な頭痛、嘔吐、意識障害、片麻痺などの症状を確認。

Point 2 発症の状況と誘因の把握
- 安静時の発症か？ 突発的か？ 発症の時間帯は？ 発症後1週間以内の再発か？
- 運動時、興奮時、飲酒・喫煙時など、どんなときに発症したか。

Point 3 随伴症状の確認
- 瞳孔不同、視力・視野障害、失語障害、運動麻痺、感覚障害などが伴わないか確認。

Point 4 既往歴の確認
- 高血圧、糖尿病、心臓病、脂質異常症、多血症、脳動脈瘤、脳動静脈奇形、がんなどの既往がないか。

救急対応の流れ

Step 1 安静を保ち、意識状態の把握

患者の安静を保持しながら意識状態を把握する。重篤な意識障害の場合は、ただちに救急対応が必要。

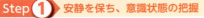

Step ② 呼吸管理

頭蓋内圧亢進が疑われる意識障害では、気道確保と呼吸管理が重要である。

【呼吸障害】
- 呼吸に問題があれば、パルスオキシメータや心電計を装着して低酸素状態をモニタリングする。
- 酸素飽和度が低下した場合、カニューレによる酸素投与、バッグ・バルブ・マスクによる補助呼吸、気管挿管による人工呼吸などを考慮する。

Step ③ 緊急処置と検査

バイタルサインの安定後、破裂防止のための循環管理に留意しながら、患者の状態に合わせた処置と検査を行う。

【けいれんを伴う】
- けいれんは再出血を招く恐れがあるので、抗けいれん薬を使う。

【高血圧】
- くも膜下出血や脳出血の再破裂・再出血に注意し、移動時も含めて絶対安静を維持。
- 頭部CT、三次元-CT アンギオグラフィ（3D-CTA）の検査、降圧薬の処方を行う。

【頭蓋内圧亢進症状】
- 頭蓋内圧亢進症状を伴う場合、高浸透圧利尿薬の投与、$PaCO_2$管理、脳室ドレナージ術・脳内血腫除去術などを行う。

【AHAガイドラインによる脳血管障害患者(特に脳梗塞)における評価目標時間】

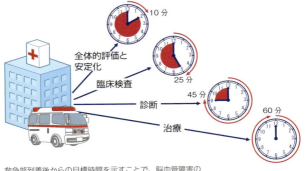

救急部到着後からの目標時間を示すことで、脳血管障害の治療が時間依存性であることを強調している。

看護のポイント

- 意識障害をきたす疾患は他にも多いので、問診では病歴の確認が大切なポイントとなる。
- 虚血性疾患か出血性疾患かが確定していない段階では、過度の降圧は施さない。
- 輸液は生理食塩水、または乳酸化リンゲルを使用する。ブドウ糖液は低血糖時以外は用いない。
- 高齢者は合併症があるために併用薬が多く、薬の副作用を起こしやすいことを十分に留意する。

Chapter 4 症状別・看護のポイント

胸痛（きょうつう）

　胸部に感じる痛みや圧迫感を総称して胸痛という。原因は様々で、心臓だけでなく、胸腔内臓器（大動脈、肺動脈、胸膜など）、胸壁組織（筋肉、肋骨、神経など）、横隔膜下臓器（胃、胆嚢、膵臓）などの疾患によって生じる。
　胸痛の中には致死的病態に陥りやすい疾患（急性心筋梗塞、急性大動脈解離など）が少なくないので、迅速かつ正確な対処が求められる。

胸痛の原因疾患　※赤字＝緊急を要する胸痛の原因疾患

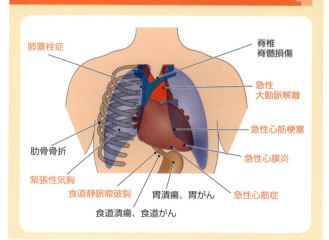

- 肺塞栓症
- 肋骨骨折
- 緊張性気胸
- 食道静脈瘤破裂
- 食道潰瘍、食道がん
- 胃潰瘍、胃がん
- 脊椎脊髄損傷
- 急性大動脈解離
- 急性心筋梗塞
- 急性心膜炎
- 急性心筋症

脳血管障害／胸痛

ドクターが来る前に…緊急度チェック

【バイタルサイン】
- 心拍数、血圧 >>>P.50 、呼吸 >>>P.45 、体温 >>>P.52 、意識レベル >>>P.54 をチェック。
- 特にショック症状の有無に注意し、血圧の左右差、不整脈の有無を確認。

【胸部所見】
- 以下を詳細に把握する。
  - 視診⇒胸郭の動き、呼吸パターン >>>P.46 、頸静脈怒張など。
  - 聴診⇒異常呼吸音、心雑音、血管雑音など。
  - 打診⇒鼓音など。

【キリップ分類】
- 心不全の重症度の判定に用いる。重症度が高くなるほど死亡率が高い。

	臨床所見	症状
Class Ⅰ	心不全の徴候なし	自覚症状なし
Class Ⅱ	軽〜中等症の心不全（肺ラ音を全肺野の50％以下で聴取）	軽〜中等度の呼吸困難
Class Ⅲ	肺水腫（肺ラ音を全肺野の50％以上で聴取）	高度の呼吸困難
Class Ⅳ	心原性ショック	血圧90mmHg以下で四肢冷感

緊急度判定ポイント

Point 1 急性冠症候群を疑う所見
- 胸を締めつけられるような、圧迫されるような痛み。
- 左肩・頸部・下あごに放散する痛み。

Point 2 急性大動脈解離を疑う所見
- これまでに経験したことがないような、突然の激しい胸部痛と背部痛。
- 手足に激しい痛みが現れることもある。

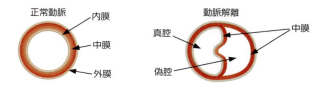

Point 3 心タンポナーデを疑う所見
- ベック（Beck）の三徴（血圧低下・頸静脈怒張・心音減弱）がみられる。
- 心拍出量減少、頻脈、奇脈、心膜摩擦音など。

Point 4 緊張性気胸を疑う所見
- 皮下気腫や患側呼吸音の減弱があり、気管の偏位・血圧低下を伴う。
- 突然の胸痛、頸静脈の怒張、心雑音、濁音、鼓音、皮下気腫なども確認。

Point 5 肺塞栓を疑う所見
- 長期間の旅行、長期臥床、悪性腫瘍の既往歴などが危険因子となる。
- 危険因子を伴う胸膜性胸痛や低酸素血症。

救急対応の流れ

Step ① バイタルサインの安定

呼吸と循環の管理、不整脈への対応、鎮痛・鎮静を促すことで、バイタルサインを安定させる。

【呼吸管理】
- 胸元、衣服などの圧迫をとり、楽な体位をとらせる。
- 呼吸器疾患による呼吸困難の場合は、反応を見て起坐位に。

【循環管理】
- 低血圧でショック状態にある場合は下肢挙上、輸液を行う。
- 急性心筋梗塞、急性大動脈解離、大動脈瘤切迫破裂ではニトログリセリンなどで降圧する。
- 心不全徴候を示す場合は、利尿剤などによる治療を実施。

【不整脈への対応】
- 心拍数は必ず左右で測定し、左右差に注意する。
- 頻脈性不整脈で血行動態が悪化する場合には、抗不整脈薬を用いる。必要に応じて電気的除細動を実施。
- 徐脈性不整脈の場合は、硫酸アトロピンの静注、体外式ペースメーカーを挿入。

【鎮痛・鎮静】
- 痛みを和らげ患者の苦痛と不安を取り除く。
- 薬物投与の際は、副作用による諸症状や血圧変化に留意。

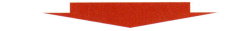

Step ② 緊急検査による評価

見逃してはならないのが急性心筋梗塞。標準12誘導心電図により、特に「ST変化」「T波増高」「異常Q波」の変化に留意する。

症状別・看護のポイント

腹痛 (ふくつう)

　腹痛は内臓痛、体性痛、関連痛（放散痛）、心因性腹痛に分けられる。腹痛をきたす原因は多岐にわたるが、**緊急手術を要する急性腹症（急激に発症する腹部疾患群）や腹部大動脈破裂といった致死的な病態もある。**

　腹腔内には多くの臓器があって機能的障害も多岐にわたるので、腹痛の性状も様々。女性の場合、婦人科疾患もある。

腹痛の原因となる主な疾患

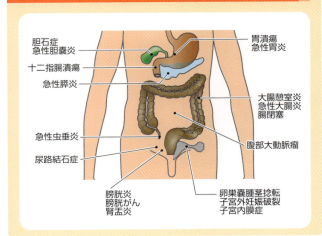

- 胆石症／急性胆嚢炎
- 十二指腸潰瘍
- 急性膵炎
- 急性虫垂炎
- 尿路結石症
- 胃潰瘍／急性胃炎
- 大腸憩室炎／急性大腸炎／腸閉塞
- 腹部大動脈瘤
- 膀胱炎／膀胱がん／腎盂炎
- 卵巣嚢腫茎捻転／子宮外妊娠破裂／子宮内膜症

ドクターが来る前に…緊急度チェック

【バイタルサイン】
- 全身状態の確認。
- 嘔吐など、患者の状態を常に確認。
- ショック状態 >>>P.104 はないか。

【物品の準備】
＜バイタルサイン測定＞
- 血圧計、心電図モニタ、パルスオキシメータ >>>P.248 など。

＜嘔吐への対応＞
- ガーグルベース、吸引器、サクションチューブなど。

＜鎮痙剤、鎮痛剤などの薬剤＞
- 臭化ブチルスコポラミン、ペンタゾシン、NSAIDs坐薬、メトクロプラミドなど。

＜胃管挿入に使う物品＞
- 14～18Fr胃管チューブ、吸引器など。

 緊急度判定ポイント

Point 1　ショック状態はないか
- 皮膚、末梢循環、脈拍、意識レベルからショックを起しているか判定する（次ページの判定ポイント参照）。
- 出血性ショックの原因疾患としては、大動脈瘤、冠動脈瘤、脾動脈瘤破裂、子宮外妊娠破裂、肝癌破裂などが考えられる。

出血性ショックの判定ポイント

皮膚	早期診断においては最も重要。皮膚の蒼白、皮膚温の低下、冷汗などを認めた場合は、末梢血管収縮によるショックと判断。
末梢循環	CRT（爪床や小指球を5秒間白くなるまで圧迫）を行う。圧迫解除後に赤みが戻るまで2秒以上かかれば、末梢循環不全が考えられる。
脈拍	頻脈はショック早期の臨床症状。乳児＝160拍/分以上、幼児＝140拍/分以上、学童期＝120拍/分以上、成人＝100拍/分以上が頻脈とされる。
意識レベル	重篤な出血性ショックでは、不穏など意識の錯乱が見られる。無反応や昏睡状態は脳血流の破綻を示し、心拍停止寸前の危険な状態。

Point 2 腹痛の状態

- 冷汗をかくほどの強烈な腹痛に注意。
- 腹膜刺激症状がないか。
- 当初は腹膜刺激症状がなくても、腸管の虚血性変化の進行に伴って症状が現れることもあるので、細心の注意が必要。

髄膜刺激症状

反跳痛	疼痛部位をゆっくりと圧迫した後に急に手を離すと同部位に激しい疼痛が生じる反応。この症状を認めたら腹部刺激症状ありと判断。
筋性防御	腹部をゆっくり押すと力が入って緊張する反応。この症状に疼痛増悪が伴えば腹部刺激症状を疑う。疼痛部位より離れた場所から触診を始め、患者に話しかけてリラックスさせながら進めていくのがポイント。触診は4本の指全体で行い、疼痛部位を押さえた時に指で緊張を感じ取るように。

救急対応の流れ

Step ① バイタルサインの安定

バイタルサインの異常を伴う場合は、緊急の蘇生処置が求められる。速やかに人員の確保、酸素吸入、静脈路確保の準備を行う。

【酸素投与】
- プレショック状態やショックの場合は、高濃度酸素を投与。
- 万が一に備え、気管挿管の準備もしておく。

【静脈路確保】
- 状況に応じて、18G以上の太い留置針で末梢静脈路を確保し、乳酸リンゲル液などを大量・急速輸液する。

【体温管理】
- 心拍数は必ず左右で測定し、左右差に注意する。
- 頻脈性不整脈による血行動態悪化では、抗不整脈薬を用いる。
- 徐脈性不整脈では、硫酸アトロピンの静注、ペースメーカ挿入。

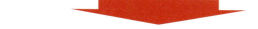

Step ② 緊急処置

症状に合わせた処置を行う。

ショック	輸液に反応しない際は、家族の承諾をとり輸血の準備。気管挿管、酸素投与の準備もしておく。
脱水	水分を経口摂取できない場合などは、補液によって尿量が確保されるまで輸液を行う。
細菌感染	胆石胆嚢炎、消化管穿孔、イレウスなどの感染巣には、感受性の高い抗生剤を投与。
吐気・嘔吐	制吐剤プリンペランの点滴静注、ナウゼリン座薬などが一般的。

Chapter 4 症状別・看護のポイント

腰痛(ようつう)

　腰痛の種類と原因は、様々である。加齢によるもの、神経の圧迫、限界を超えた大きな荷重、腰椎の関節の炎症、骨量の減少など、様々な原因によって腰痛が出現する。

　救急外来では整形外科的疾患からくる腰痛が圧倒的に多い。生命に危険を及ぼすものは少ないが、**何らかの神経症状を伴う場合は緊急処置が必要となる。**

腰痛の原因となる主な疾患

椎間板ヘルニア	神経圧迫による痺れも同時に発症
腫瘍	特に転移性腫瘍による病的骨折
炎症	化膿性脊椎炎の急性期に発症
変性疾患	脊柱管狭窄、腰椎分離・すべり症
外傷胸腰椎骨折・脱臼	骨粗しょう症の可能性
腰筋筋膜症	ぎっくり腰、椎間捻挫

【緊急性のある腰痛をきたす疾患】
- ●急性大動脈解離
- ●胸腹部大動脈瘤破裂
- ●胆嚢穿孔
- ●上部消化管穿孔
- ●急性膵炎
- ●子宮外妊娠破裂
- ●急性腎盂炎

Chapter 4　腹痛／腰痛

ドクターが来る前に…緊急度チェック

【バイタルサインのチェック】
- 意識レベル >>>P.54 、呼吸 >>>P.45 、循環などを経時的にチェック。
  ・異常を確認⇒ただちに緊急処置。

【脊柱所見】
- 患者に前屈、後屈、回旋を行わせる。
  ・前屈制限⇒椎間板ヘルニアの疑い。
  ・後屈制限⇒脊柱管狭窄の疑い。

【神経緊張徴候の確認】
- 下肢伸展挙上（SLR）テスト、大腿神経伸展テストなどを行い、椎間板ヘルニアが疑われないか確認。

仰向けで膝が曲がらないように手で押さえながら、痛みのある下肢を挙上させる。この時、70度以下で下肢後面に神経痛の訴えがあれば、陽性と判断する。

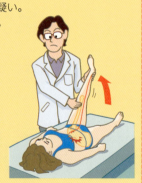

 緊急度判定ポイント

Point 1 突然の激痛であるか
- 中・高年以上で、これまでに経験したことのない激しい痛みが突然起こった場合、大動脈瘤破裂を疑う。
- 四肢の血圧を測定して異常高値、四肢較差をチェック。

Point 2 **意識障害・ショックの有無**
- 軽度でも意識の異常を感じたら原因を調べる。
- 一見して重篤でショックの所見（蒼白、虚脱、冷汗、呼吸不全、脈を触れない）が一つでもあればドクターコール。

Point 3 **血圧の左右差**
- 血圧の左右差が20mmHg以上の場合、大動脈解離が疑われる。

Point 4 **呼吸困難**
- 胸郭の動きに左右差があれば、緊張性気胸が疑われる。

Point 5 **腹部の拍動性腫瘤**
- 腹部に拍動性の腫瘤を触知したら、腹部大動脈瘤の破裂を警戒する。

Point 6 **頸静脈の怒張**
- 頸静脈の怒張は、心タンポナーデの有力なサイン。
- ベック（Beck）の三徴（血圧低下・頸静脈怒張・心音減弱）、尿量減少、奇脈、心膜摩擦音などが見られたら、緊急の対応が必要。

 救急対応の流れ

Step 1 バイタルサインの安定

痛みの部位、性状、随伴する症状によって対応は様々。まずバイタルサインを安定させ、緊急度判定ポイントで示した危険信号を見落とさないように注意する。

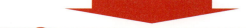

Step 2 緊急検査による評価

疑わしい疾患によって、様々な検査が必要になる。医師の指示により、迅速に検査の準備を行う。

Chapter 4 症状別・看護のポイント

吐血（とけつ）・下血（げけつ）

　消化管出血を口から吐くのを吐血、肛門から血液が排出されることを下血（血便）という。ともに消化管の重大な異常を示すサインである。

　吐血の原因としては胃潰瘍や十二指腸潰瘍が最も多い。下血は上部消化管のみならず、小腸や大腸などの下部消化管からの出血も認められる。気管支や肺からの出血を口から吐いた場合は喀血という。

吐血・下血の原因となる主な疾患

	出血部位	原因疾患
吐血	食道	食道炎、マロリーワイス症候群、消化性潰瘍、腫瘍など
	胃	消化性潰瘍、胃がん、胃炎、急性胃粘膜病変（AGML）、良性腫瘍など
	十二指腸	消化性潰瘍、十二指腸炎、血管腫など
下血	小腸	感染性腸炎、腸重積、クローン病、メッケル憩室など
	結腸	憩室炎、潰瘍性大腸炎、腫瘍、虚血性腸炎など
	直腸〜肛門	直腸炎、放射性腸炎、痔核、裂肛など

ドクターが来る前に…緊急度チェック

【初期評価】
- 気道・呼吸・循環を評価。
  - 吐いた血や消化管内容物の誤嚥による窒息に注意。
- バイタルサインの確認。
  - 止血するまでは、常時ショック状態に注意する。
  - 意識レベル >>>P.54、血圧 >>>P.50、脈拍 >>>P.48、皮膚ツルゴール、顔面蒼白など。
- 臨床所見のチェック
  - 吐血、下痢の性状、出血量など。
- 既往歴・薬剤歴
  - 出血部位や原因疾患の特定に役立つ。

- - - - - - - - <以下、各処置の準備を行う> - - - - - - - -

【酸素投与】 >>>P.66
- 輸液ルートを確保。
  - 意識障害⇒側臥位にて積極的に酸素投与。

【輸液】
- 大量出血の場合は輸液ルートを2本にする。
  - 急速点滴⇒目標は推定出血量の3倍。
  - 循環が安定しない⇒血漿製剤を併用。

【経鼻胃管】
- 上部消化管出血の場合。
  - 経鼻胃管を挿入⇒出血部位の確認⇒胃洗浄⇒冷水による止血処置。

Chapter 4 吐血・下血

緊急度判定ポイント

Point 1　出血性ショックの徴候

- 上部消化管出血では、大量出血によるショックを常に念頭に置く。
- ショックの五徴（蒼白、虚脱、冷感、脈拍不触、呼吸不全）を素早くチェック。
- バイタルサインの測定値から、ショックの程度や出血量を推定。

バイタルサイン測定値とショックの程度

ショックの程度	脈拍数	収縮期血圧	推定出血量	症状
軽度	100拍/分以下	90mmHg以上	750〜1,250mL（体重の15〜25％）	四肢冷感、脱力感
中等度	100〜120拍/分	60〜90 mmHg	1,250〜1,750mL（体重の25〜35％）	蒼白、不穏、反射低下
重度	120拍/分以上	60 mmHg以下	2,000mL以上（体重の40〜50％）	意識混濁、呼吸窮迫、無尿

Point 2　食道静脈瘤破裂による出血かの判断

　消化管出血による吐下血の初期治療では、出血性ショックに陥らせないことが何よりも大切。特に食道静脈瘤破裂は致命的な出血を伴うので、緊急止血が必要。

- 出血の性状をチェック

色	鮮紅色
量	まわりに飛び散るぐらい勢いがよく大量

- 患者の情報をチェック

既往歴	肝疾患（肝硬変、肝炎）、消化性潰瘍など
薬剤歴	消炎鎮痛薬、ステロイド剤、抗凝固薬など

救急対応の流れ

Step 1 気道確保・酸素投与

吐血ではまず、吐物による窒息を避けるため口腔内の凝血塊や食物塊の除去ならびに気道確保、誤嚥防止の処置を実施。

Step 2 輸液・輸血

出血性ショックを避けるため輸液を行う。

末梢静脈路の確保 中等度・重度のショックでは2本確保。

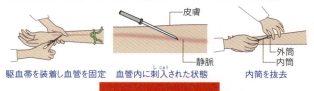

駆血帯を装着し血管を固定　血管内に刺入された状態　内筒を抜去

Step 3 止血

【食道静脈瘤破裂】
　胃・食道内視鏡による硬化療法（EIS）、内視鏡的静脈瘤結紮術（EVL）が一般的。止血困難な場合はS-Bチューブによる圧迫止血。

【胃・十二指腸潰瘍】
　内視鏡による硬化療法のほか、クリッピング、高周波電気凝固法、レーザー凝固法、マイクロ波凝固法、ヒートプローブ法など。

【下部消化管出血】
　止血困難例ではIVR（interventional radiology）によるバソプレシン持続動注や塞栓術を行う。ショックが続く場合は手術が必要。

Chapter 4 症状別・看護のポイント

下痢・嘔吐（げり・おうと）

　下痢・嘔吐はいずれも消化管の水分喪失によるものなので、同時に発症する時は消化器疾患が原因であることが多い。

　水分喪失が過度な場合は、**脱水症状・塩酸基平衡障害・電解質異常**をきたす。

　嘔吐は消化器疾患以外でもたびたび認められる。中枢神経系疾患や精神的要素も原因となり、嘔吐に先だって起こる不快な感覚を嘔気（おうき）という。

嘔吐は様々な要因によって引き起こされる

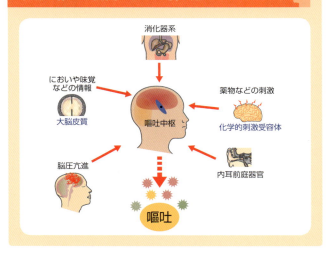

ドクターが来る前に…緊急度チェック

【初期評価】
- 嘔吐のABC評価では、特に吐物の誤嚥による窒息に注意。
- 生気、皮膚の張りがなく、ぐったりしている⇒危険な状態。
- バイタルサイン、皮膚ツルゴール（皮膚をつまんだ際にできるしわの戻り）の低下、粘膜の乾燥などを調べる。

指標となる所見	脱水の程度（体重比：%）・重症度		
	5%（軽度）	5〜10%（中等度）	10%以上（重度）
皮膚ツルゴール	わずかに減少	減少	著しく減少
口腔粘膜	乾燥	著しく減少	干からびる
脈拍数	±増加	増加	著しく増加
血圧	正常	±低下	低下
尿量	軽度の尿量減少	乏尿	乏尿〜無尿
意識レベル	易刺激性	無気力	無反応
涙（乳児）	±減少	出ない	出ない
大泉門（乳児）	正常	陥凹	陥凹

「寺田泰蔵：嘔吐・下痢」『救命救急エキスパートナーシング』大橋教良, 澁谷正徳, 坂本哲也編, 2005, 南江堂, p.201 より許諾を得て転載

- 吐物の性状から原因疾患を類推。

量	多量の場合、さらに下痢を伴う場合は脱水の危険を考慮。バイタルを安定させるためにも脱水をチェック。
色	緑色の胆汁が混入している場合、十二指腸以下の消化管疾患。血液が混入していれば出血性疾患。吐物全体が鮮紅色なら胃潰瘍や食道静脈瘤の破裂など。
臭い	すっぱい臭いは胃の内容物。便臭があれば腸閉塞や腹膜炎の疑い。アンモニア臭は肝疾患の疑い。

緊急度判定ポイント

Point 1 　脱水の程度を把握
- 嘔吐では、低クロール性代謝性アルカローシスをきたしやすい。
- 下痢では主として小腸液を喪失するため低カリウム血症、高クロール性代謝性アシドーシスをきたしやすい。

Point 2 　発熱・頭痛・血圧異常
- 嘔吐に発熱や頭痛を伴う場合は、まず頭蓋内病変を警戒し、可能な場合は頭部CT検査を行う。
- 下痢で発熱を伴う場合は、腸管感染症を警戒する。

Point 3 　吐物に胆汁や汚物の混入
- 吐物に胆汁や汚物の混入を認めたり便臭を感じたら、腹部閉塞性疾患（イレウスなど）を疑う。
- 激痛が急に発症して、嘔吐を繰り返し、発熱や頻脈を伴う場合は要注意。

Point 4 　既往・誘因の確認
- 糖尿病の既往がある場合、糖尿病性ケトアシドーシス（DKA）を疑う。
- 下痢の場合は、身近に下痢患者がいるか、海外旅行など、腸管感染症の誘因を確認する。

Point 5 　瞳孔の左右差
- 嘔吐の原因が不明の場合は、緑内障の可能性も疑う。
- 緑内障発作では、瞳孔の左右差が認められる。

救急対応の流れ

Step ❶ バイタルサインの安定

【気道確保・誤嚥予防】
　誤嚥予防のために側臥位。吐物を口腔内から除去し気道を確保。意識障害や酸素飽和度が低下している場合は気管挿管を考慮。

【静脈路確保と輸液】
　嘔吐の患者は内服ができないため、静脈路確保が有効。嘔吐や下痢により脱水の恐れがある場合、輸液のための静脈路が役立つ。

【モニタリング】
　嘔吐・下痢といった体液異常では、全身管理が大切。バイタルサインの正確な把握は、原因疾患の検索と状態安定につながる。

Step ❷ 嘔吐原因の検索

　嘔吐の原因検索では、まず消化器疾患かどうかを判定する。消化器疾患でない場合は、緊急度の高い頭蓋内病変や代謝性アシドーシスなどに注意する。

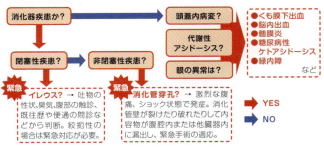

症状別・看護のポイント

発熱・熱中症
はつねつ・ねっちゅうしょう

　原因疾患に対して免疫系が反応して体温が上昇するのが発熱で、その原因の大半は感染症である。発熱の程度は 37.5℃までが微熱、37.5 〜 38.5℃が中等度熱、38.5℃以上が高熱となる。

　熱中症は高温多湿が原因となり、発汗機構や循環系に異常をきたして起こる。中心部体温が 41 〜 42℃以上になると、**ショック・代謝性アシドーシス・中枢神経系障害などの多臓器障害による致死的な状態**となり、緊急な冷却が必要となる。

熱中症の分類

分類	程度	症状	従来の分類
Ⅰ度	軽度	めまい、立ちくらみ、四肢・腹筋のけいれん、こむら返り、大量の発汗、失神（数秒程度）など。	熱けいれん 熱失神
Ⅱ度	中等度	疲労感、めまい、頭痛、倦怠感、吐き気、嘔吐など、いくつかの症状が重なり合う。	熱疲労
Ⅲ度	重度	意識障害、高熱、脳機能障害、肝・腎機能障害、血液凝固障害などが、Ⅱ度の症状に重なり合う。	熱射病

ドクターが来る前に…緊急度チェック

【意識】 >>>P.54
- 意識障害、けいれんが認められる場合。
  - 発熱／原因疾患のどちらに起因するかに留意する。

【脈拍】 >>>P.48
- 不整脈の危険性⇒脈拍の数だけでなく、リズムが正常かも確認する。

【体温】 >>>P.52
- 体表温は不安定⇒深部体温（直腸温）で評価し直す。

【呼吸数】 >>>P.45
- 基本的には頻呼吸⇒呼吸数のみでなく、呼吸のパターンも確認する。

【脱水】
- 小児、高齢者は脱水になりやすいので、特に注意する。

【感染症によるものか？】
- 発熱の原因には、感染症と非感染症の2つがある。

感染症の発熱	創感染、VAP（人工呼吸器関連肺炎）、カテーテル感染、尿路感染、副鼻腔炎、ウイルスなど。
非感染症の発熱	薬剤や輸血に起因、膠原病、内分泌疾患、アレルギー、急性膵炎、血管疾患、悪性症候群など。

【その他】
- 高熱の場合⇒衣服を脱がしたり氷嚢を使ったりして、体温低下を促す。

緊急度判定ポイント

Point 1　40℃を超える高体温、意識障害
● 特に熱中症の場合は、重症度の判定が重要。

熱中症の重症度

Ⅰ度	軽いめまいや立ちくらみ、ふくらはぎの筋肉のけいれん、こむら返り、大量の発汗など。
Ⅱ度	頭痛や嘔吐、強い疲労感や倦怠感、集中力や判断力の低下など。
Ⅲ度	38℃以上の高温や意識障害、けいれんや手足の運動障害など。段階を経ずに、いきなり重度の症状が出る場合もある。

Point 2　けいれんを伴う意識障害
● けいれんを伴う意識障害がある場合、髄膜炎や脳炎が疑われる。迅速な判定が必要となる。

Point 3　感染性ショック
● 感染性ショックを伴う場合は、急性閉塞性化膿性胆管炎や感染性心内膜炎など致死的な疾患を念頭に置く。

Point 4　向精神薬など薬剤の使用歴
● 薬剤の使用歴は必ず確認する。

悪性症候群	主に抗精神薬の副作用により起こる。高熱、発汗、頻脈、言語障害、筋硬直による身体の震えなどの様々な症状が現れる。
悪性高熱症	全身麻酔に使用される多くの薬剤で発症する。高熱と筋硬直に加え、原因不明の頻脈・不整脈などが出現、尿は赤褐色となる。

救急対応の流れ

Step ① 気道確保・呼吸管理

頭部後屈や下顎挙上で気道を確保し、呼吸状態に異常があればただちに対処。SpO_2 が維持できない状況では、酸素投与を行う。

【意識障害を伴う場合】
嚥下障害や舌根沈下による上気道閉塞に十分注意。状況が悪い場合は、早急に気管挿管を行う。

Step ② 循環管理

【血圧低下によるショックに注意】
輸液で循環状態の回復を図り、効果がなければ昇圧剤の持続点滴。

【不整脈の合併に注意】
体温が40℃を超える場合は心電図モニターを装着し、不整脈があれば状況に応じて安定剤を準備する。

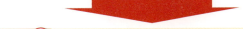

Step ③ 体温のコントロール

40℃を超える高体温では、急速な体温冷却が必要となる。

【クーリングのポイント】
- 両側の頸部、腋窩部、大腿部の6点を重点的に。
- 体温が40℃以上の時は、循環式冷却マットなどを併用。
- クーリングだけで効果がない場合は、解熱薬の投与を検討。

【意識がないほどの熱中症の場合】
大量輸液で脱水補正をしながら、冷水胃洗浄や冷水膀胱洗浄などの体腔冷却によって速やかに深部体温を下げる。

Chapter 4 症状別・看護のポイント

熱傷(ねっしょう)

　熱湯や火などの高熱、塩酸などの化学物質、放射線などによる皮膚組織の損傷を熱傷という。「やけど」のような軽症なものから緊急処置を要する重篤なものまで、重症度は様々である。

　皮膚組織は変性壊死し、その周囲組織は炎症反応を起こす。**重篤な場合は炎症反応が全身に生じ、ショック、代謝亢進、易感染状態に至る。**

熱傷深度

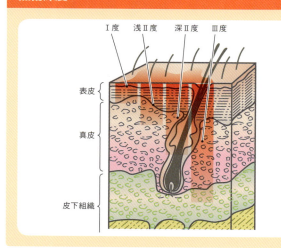

ドクターが来る前に…緊急度チェック

【患者搬入前】
● 必要物品の準備
- 加温輸液、酸素マスク、気道確保用セット、鼻咽頭喉頭ファイバー、創処置のための必要物品、デジタルカメラ、軟膏類、被覆材。

【診断・処置】
● 身体を露出洗浄、熱傷創を処置。
● 各種モニタを装着、バイタルサインを確認。
● 気道確保の準備。 >>>P.63
- 意識障害がない場合⇒気管挿管を選択。
- 気道熱傷が疑われる場合⇒動脈血ガス分析の準備。

【熱傷面積算定の例】
● 搬入直後の包交時⇒「9の法則」 >>>P.158 に基づき、おおまかな面積を算定。
● 第1回の包交時⇒「Lund and Browderの図表」 >>>P.158 に基づき、より正確に算定。

【熱傷深度診断】
● 熱傷深度を診断し、アルツの基準に基づいて重症度を判定する。

軽度 (外来通院で治療可能)	・Ⅱ度熱傷 15%未満 ・Ⅲ度熱傷 2%未満
中等度 (一般病院で入院加療が必要)	・Ⅱ度熱傷 15%以上 30%未満 ・Ⅲ度熱傷 10%未満（顔面・手・足を除く）
重度 (総合病院で入院加療が必要)	・Ⅱ度熱傷 30%以上・Ⅲ度熱傷 10%以上 ・顔面、手、足の熱傷・気道熱傷合併 ・軟部組織損傷、骨折合併

次ページへ

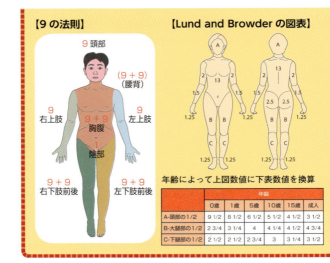

【9の法則】

【Lund and Browderの図表】

年齢によって上図数値に下表数値を換算

	年齢					
	0歳	1歳	5歳	10歳	15歳	成人
A-頭部の1/2	9 1/2	8 1/2	6 1/2	5 1/2	4 1/2	3 1/2
B-大腿部の1/2	2 3/4	3 1/4	4	4 1/4	4 1/2	4 3/4
C-下腿部の1/2	2 1/2	2 1/2	2 3/4	3	3 1/4	3 1/2

 救急対応の流れ

Step 1 気道確保・呼吸管理

【気道熱傷では気管挿管】

気道熱傷では、声門・喉頭などに浮腫が生じ、悪化すると気管挿管が困難になる。そのため、気道熱傷が疑われる場合には、早期に気管挿管を行う。

【顔面・頸部熱傷の場合】

循環維持のための輸液により、顔面・頸部に高度な浮腫が生じ、上気道が狭窄する危険性があるため、早期に気管挿管を行って呼吸を管理する。

【低酸素血症には人工呼吸】

肺壁に広範囲の熱傷が生じると、低酸素血症をきたし拘束性障害を引き起こす。呼吸困難から呼吸筋疲労に陥る場合もあり、早期の人工呼吸器管理が必要。

Step 2 循環管理

【初期輸液で熱傷ショックを防ぐ】

熱傷により循環血液量が減少するため、早期に輸液を開始して熱傷ショックを防ぐ。輸液は、尿道バルーンカテーテルを挿入し、時間尿量を測定しながら行う。

主な輸液公式

	受傷後初期～24時間
Parkland (Baxter)	乳酸化リンゲル⇒ 4 ×熱傷面積（%）×体重（kg） 受傷後 8 時間で半量、16 時間で半量
Brooke	乳酸化リンゲル⇒ 1.5 ×熱傷面積（%）×体重（kg） コロイド⇒ 1 ×熱傷面積（%）×体重（kg） 5 ％糖液：2,000mL 受傷後 8 時間で半量、16 時間で半量

Step 3 意識状態の確認

【意識障害はないか？】

輸液を開始した後、意識障害がないか確認する。意識障害が見られる場合、急性一酸化炭素中毒、頭部外傷の合併、何らかの原因によるショック、受傷前の薬物服毒などを考慮する。

Chapter 4 症状別・看護のポイント

急性中毒（きゅうせいちゅうどく）

　毒性を持つ物質が許容量を超えて体内に取り込まれたことによって生じる健康障害の総称を中毒という。
　中毒の原因物質は無数に存在しその症状も多岐を極めるが、基本的な診断・治療には共通の原則がある。急性中毒の初療の手順は以下のようになる。

急性中毒の初療手順

① 中毒物質は何か	何の中毒であるかを特定する。本人や関係者から聴取できない場合は、検査（アニオンギャップなど）、症状（バイタルサイン、中枢神経症状、自律神経症状）、特異的なにおい、尿のスクリーニング検査などから推定する。	
② 全身管理	急性中毒患者の治療では、まず気道確保し、呼吸・循環の安定を図る。続いて体温（高体温、低体温）や中枢神経系の異常（けいれん、昏睡、不穏など）を管理する。	
③ 原因物質の吸収抑制	毒物が吸収されないように体外に出すことを除染という。除染には、胃洗浄・活性炭・腸洗浄・催吐・下剤の投与などの方法がある。	
	胃洗浄	毒物が胃内に多く残留していることを前提として行われる。胃洗浄は急性中毒の予後改善のエビデンスに乏しく、誤嚥性肺炎などの合併症の可能性から、施行頻度は減少している。

③ 原因物質の吸収抑制	活性炭	多くの中毒起因物質を吸着し、それ自身は生体に吸収されないので、簡便で効果が大きい。消化管除染の第一選択であるが、吸着されにくい物質もある。
④ 原因物質の排泄促進	吸収された毒物を排泄する方法として、尿のアルカリ化・血液浄化法、活性炭の繰り返し投与がある。	
	尿のアルカリ化	炭酸水素ナトリウムの静注により尿をアルカリ化し、アスピリンやフェノバルビタールなどの弱酸性物質を尿中に排出させる。 血液透析法の適応のない中等症から重症のサルチル酸中毒の第一選択治療となっている。
	血液浄化法	ポンプによって血液を体外循環させ、毒物を除去し、再び体内に戻す方法。 急性中毒の予後改善のエビデンスに乏しく、対象は重症例に限られている。
⑤ 拮抗薬・解毒薬の使用	拮抗薬・解毒薬で、実際に効果が確立しているものはわずかである。使用の際は投与のタイミングが重要で、副作用にも留意しなければならない。	

ドクターが来る前に…緊急度チェック

【バイタルサイン】
- 差し迫った生命の危機があるかどうかの判断。
- 変動が見られる場合⇒呼吸・循環管理を優先。

【問診】
- いつ、何を、どれだけの量で曝露されたか。できるだけ詳細に情報収集する。

【身体所見】
- 頭の先から足先まで、徹底的に観察する。
- 特に自律神経症状に着目。
  ・中毒により影響を受けやすい症状⇒瞳孔、体温、脈拍、血圧、発汗、腸管蠕動など。

看護のポイント

- まずはバイタルサインをチェックし、差し迫った生命の危険があるかどうかを判断する。
- 危険が認められた場合は、呼吸・循環管理を全てに優先して行う。
- 原因不明の意識障害の患者に対しては、常に中毒を念頭に置く。
- 揮発性物質による中毒の場合、救急外来の換気に注意し二次災害防止を考慮。
- 患者の家族にも協力してもらい、情報収集を徹底する。
- 自殺未遂患者への対応に際しては、諭したり、批判したり、責めたりしない。相手に理解を示すことが大切である。

救急対応の流れ

Step 1 気道確保・呼吸管理

【呼吸、意識の低下は気管挿管を考慮】

換気不全や意識レベルの低下により舌根沈下や咽頭反射の減弱がある場合、嘔吐による窒息に注意しながら気管挿管を行う。

【重症中毒の場合】

重症中毒では、しばしば呼吸不全や低酸素血症が認められる。低酸素血症の場合はパラコート中毒を除いて、高流量の酸素投与を行う。

酸素投与の目標:$PaO_2 \geq 60mmHg$ ($SpO_2 \geq 90\%$)

Step 2 循環管理

【低血圧】

トレンデレンブルグ体位をとり、生理食塩水などで急速輸液を行う。反応がない場合は、速やかに昇圧剤を投与する。

【高血圧】

多くは一過性で、薬物療法を必要としない。薬物が必要な場合は、ミダゾラム、プロポフォールなどで鎮静・コントロールする。

【徐脈】

失神や低血圧などの症状があれば、硫酸アトロピンを投与。硫酸アトロピンが無効な場合は、アドレナリンの持続投与や一時ペーシングを行う。

Step 3 意識レベルの異常に関する処置

【意識レベルの低下】
血糖検査を行い低血糖の場合は、ただちに高張ブドウ糖液を投与。

【けいれん】
まずけいれんを止めて脳障害を防ぐことが先決。ジアゼパム（セルシン・ホリゾン）を投与する。

【神経毒の疑い】
瞳孔のサイズを確認。だ液の増加、気道狭窄音、徐脈などに加えて縮瞳が認められれば、有機リンなどの神経毒を疑い、ただちに硫酸アトロピンを静注する。

Step 4 脱衣と体温評価

【脱衣と毒物除去】
毒物が衣服に付着している可能性があれば、ただちに脱衣する。皮膚に付着している場合は、脱脂綿などでできるだけ吸い取り、大量の水と石けんで洗い流す。毒物を吸入して鼻や喉に刺激がある際は、ただちにうがいをさせる。

【体温評価】
深部体温を持続的に測定し、必要に応じて加温や冷却を行う。

症状別・看護のポイント

消化管穿孔(しょうかかんせんこう)

　食道から直腸までの消化管のどこかの壁に穿孔が生じ、消化液や食物・便などが消化管の外へ漏れ出している状態を指す。腸管内の細菌が腹腔内で増殖して腹膜炎に発展するため、早急な治療・診断が必要。

　消化管穿孔は上部消化管穿孔と下部消化管穿孔に大別される。**上部の場合は保存的治療が可能なことも少なくないが、下部の場合は緊急手術の適応となる。**

消化管穿孔の原因となる主な疾患

上部	食道	・特発性食道破裂・悪性腫瘍・食道潰瘍 ・食道憩室
上部	胃・十二指腸	・胃／十二指腸潰瘍・悪性腫瘍 ・突発性胃破裂
下部	小腸	・特異性潰瘍・クローン病・単純性潰瘍 ・腸型ベーチェット・悪性腫瘍 ・腸間膜動静脈塞栓症
下部	虫垂・大腸	・虫垂炎・憩室炎・潰瘍性大腸炎 ・悪性腫瘍・虚血性大腸炎 ・特発性大腸破裂・クローン病

フィジカルアセスメント

【主訴】
- 腹部に疼痛が走る、息苦しい、膨満感、顔色の悪化など、典型的な症状を確認する。

【発症のしかた】
- 急激に激烈な腹痛が発症し、そのまま持続する。虫垂炎や腸閉塞のような間欠痛は呈さない。上部消化管穿孔の場合、早期は比較的腹膜炎症状に乏しい。

【誘因の有無】
- 食道穿孔は嘔吐によって発症する場合がある。薬物（鎮痛剤）など。

【随伴症状】
- 脱水、敗血症性ショック、血圧低下、意識障害、頻脈、乏尿、呼吸不全、悪寒、発熱など。

【程度】
- 上部消化管穿孔は下部消化管ほどの激痛でないが、持続的な強い自発痛がある。

【既往歴】
- 外傷の有無（倒れて腹部を打っていないかなど）、食歴（魚や鶏の骨を飲み込んでいないか）。
- 炎症性腸疾患を起こしうる疾患（十二指腸潰瘍、急性虫垂炎など）、悪性腫瘍の有無。
- 抗腫瘍薬などの化学療法を施行中かどうか。
- ステロイド剤、消炎剤などの薬物。

看護のポイント

- 消化管穿孔では早期診断と頻繁なバイタルサインのチェックが重要。

- 下部消化管穿孔は発症後すぐに発熱するが、敗血症が進行した場合にはむしろ低体温となるので注意する。
- 症状は激痛を伴う場合が多いが、鎮痛薬の投与は医師の診断が終わるまでは行わない。

救急処置のポイント

輸液	血管を確保し、乳酸化リンゲルを輸液。著しい貧血（Hb ≦ 8.0g/L）がある時は輸血も行う。
酸素投与	酸素化（SpO$_2$）の状態を把握し、気道に問題がなければ、SpO$_2$ > 95%を目指す。
胃管挿入	胃管（14 〜 18Fr）を挿入し、胃内容の吸引と排液の性状のチェックを行う。
膀胱留置カテーテル	膀胱カテーテル（14 〜 18Fr）の留置と時間尿量のチェックを行い、投与輸液量を調整する。
外科的手術	穿孔部閉鎖術、腸管部分切除＋縫合術、人工肛門造設術など。治療の多くは手術療法となる。

主な検査

血液検査
血算／生化学／凝固系／血液ガス。全身評価と重症度評価を調べるために行う。

腹部単純X線検査
腹腔内遊離ガス、小腸ガス、腸腰筋陰影の消失・減弱などを認める。

腹部超音波検査
腹腔内遊離ガスや腹水の性状を調べる際に有用となる。

腹部CT検査
疾患特定に対してもっとも精度が高く有用な検査。

Chapter 4 症状別・看護のポイント

イレウス

　腸管の内容物が肛門側へ通過しないで停滞した状態をイレウスという。腸液、ガス、糞便などが腸内腔に充満し、腹痛、嘔吐、腹部膨満などが起きる。腸閉塞とも呼ばれる。

　腸管の神経麻痺によって腸管の動きが消失した機能的イレウスと、器質的な病変によって腸管の狭窄、閉塞が起きた機械的イレウスに分けられる。**重篤な全身症状を起こすこともあり、早期の適切な処置が必要。**

イレウスを引き起こす主な原因

機能的イレウス	麻痺性イレウス	腹部手術後などの腸管の運動麻痺
	けいれん性イレウス	急性腹膜炎
		鉛中毒による腸管のけいれん
機械的イレウス	単純性イレウス（血行障害を伴わない）	腫瘍（異物による閉塞）
		胆石（異物による閉塞）
		回虫（異物による閉塞）
		卵巣がん（外部からの圧迫）
		クローン病（炎症）
		癒着・屈曲
	絞扼性イレウス（血行障害を伴う）	ヘルニアの嵌頓
		腸軸捻転
		腸重積

フィジカルアセスメント

【主訴】
- 腹部に圧痛が走る、腹部が張る、悪心、嘔吐、排便・排ガスがないかなど、具体的な訴えを聞く。

【発症のしかた・診断ポイント】
- 疝痛、激痛、間欠的な痛み、連続的な痛みなど。
- 腸蠕動音の亢進も確認（機械的イレウスで特徴的）。

【画像診断】
- 超音波検査での動態観察によるイレウスの鑑別基準。

麻痺性イレウス	腸内容が停滞し、動きが弱い。
単純性イレウス	腸内容が行ったり来たりする動きがある。
絞扼性イレウス	腸内容の動きがない。腸管壁の肥厚。

【既往歴】
- 開腹手術、穿孔性虫垂炎による腹膜炎手術、婦人科手術。

【機械的閉塞の例】

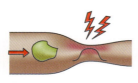

腫瘍による閉塞

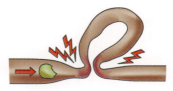

術後の癒着

看護のポイント

- 保存的治療で十分な機能的イレウスか否か、機械的イレウスの場合は緊急手術を要する絞扼性イレウスか否かを診断することが重要となる。
- 閉塞性イレウスの場合は、脱水の改善、電解質異常の補正のため、適切な輸液を迅速に点滴投与する。
- 鎮痛薬を投与した際は、特にバイタルサインを繰り返しチェックする。
- 挿入した経鼻胃管やイレウス管が鼻翼を圧迫しないよう、固定の際には十分に注意する。

救急処置のポイント

単純性イレウス 麻痺性イレウス けいれん性イレウス	保存的治療	第一選択の治療法。輸液によって脱水症状を防ぐ。軽度であれば絶食や輸液のみで軽快する。
		腸管拡張が高度の場合、経鼻胃管で逆流した腸内容を吸引したり、イレウス管で腸管の減圧を行う。蠕動亢進剤の投与など。
	手術の検討	それでも病状が改善しない場合、イレウス管の先端部から小腸造影を行って閉塞部の状態を確認、手術を検討する。
	手術の適応	頻回にイレウスを繰り返す症例、保存的治療が無効である場合、腸管が完全に閉塞している場合は、手術適応となる。

| 絞扼性イレウス | 緊急手術 | ただちに絞扼を解除して血流を回復させる。場合によっては、壊死した腸管を切除する必要がある。 |

主な検査

腹部単純X線写真
異常ガス像、腸管拡張の有無の鑑別に有効。

血液生化学検査
白血球・CRP（炎症の程度）、脱水の程度、電解質異常、腎機能などを評価する。

血液ガス分析
代謝性アシドーシスの程度を鑑別する。

超音波検査
腸管壁の肥厚、絞扼部位の状態、腹水の有無を確認する。

腹部CT検査
腸管壁の肥厚、絞扼部位の状態を確認する。

腸造影検査
機械的イレウスの原因である癒着やがん腫瘍の鑑別に有用。

Chapter 4 症状別・看護のポイント

上部消化管出血(じょうぶしょうかかんしゅっけつ)

　消化管からの出血は、食道、胃、十二指腸からの出血を上部消化管出血、小腸や大腸であれば下部消化管出血と分類する。吐血、下血、血便が主症状で、上部消化管出血では黒いタール便が出ることが多い。

　入院を要するような大量の急性上部消化管出血の原因は多岐にわたる。その中でも**最も多いのが消化性潰瘍で、全体の約50%を占めている**。

上部消化管出血の原因となる主な疾患

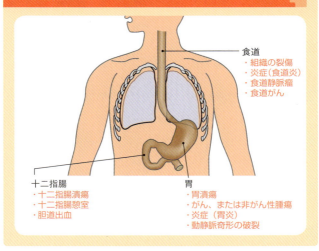

食道
・組織の裂傷
・炎症(食道炎)
・食道静脈瘤
・食道がん

十二指腸
・十二指腸潰瘍
・十二指腸憩室
・胆道出血

胃
・胃潰瘍
・がん、または非がん性腫瘍
・炎症(胃炎)
・動静脈奇形の破裂

フィジカルアセスメント

【出血の状態】
- 吐血⇒上部消化管出血を示唆。
- 下血⇒全ての消化管出血の可能性。
- 黒いタール便⇒上部消化管出血を示唆。

【出血の程度】
- 大量で急激な失血⇒頻脈、低血圧、尿量の減少、意識混濁、見当識障害、眠気、汗ばんで冷たくなった手足など。

【発症のしかた】
- 急性か慢性か、出血量は、食事や排便との関係など。

【随伴症状】
- 消化器症状⇒悪心・嘔吐、腹痛、便通異常。
- 全身状態⇒発熱、体重減少、食欲不振。

【誘因の有無】
- 食物、海外渡航歴、薬物（抗生剤・ステロイド・消炎鎮痛剤・抗凝固剤）。

【既往歴】
- 手術、放射線治療、特殊な性癖。肝硬変の患者は食道・胃静脈瘤ばかりでなく、胃・十二指腸潰瘍も多い。

 看護のポイント

- 消化管出血患者が搬送された場合、まず循環血液量を把握することが重要である。バイタルサインをチェックし、血圧低下や脈拍上昇がないか確認する。
- 問診は原因疾患の推定の鍵となる。処置に追われて、病歴の聴取が不十分にならないように注意する。

- 胃、小腸、大腸にできる動静脈奇形（動脈と静脈との異常な連絡）の血管はもろくて破裂しやすい。特に高齢者では大出血を起こすことがあるので、十分に注意する。
- 冠動脈疾患のある人が出血すると、突然の胸痛（狭心症）や心臓発作の症状をきたす。心不全、肺疾患、腎不全などがある場合も出血によって症状が悪化する。

診断・初期治療

診断と初期治療は同時に進行させる。

【血管の確保、輸液・輸血】
- 静脈ラインを確保し、乳酸化リンゲルの輸液を開始する。
- 必要に応じて輸血を行う。

【経鼻胃管の挿入】
- 経鼻胃管を挿入して出血の程度を評価する。
- 胃内の血液や凝血塊を吸引・除去⇒その性状・量から出血状態を継続的に評価する。

【内視鏡検査】
- 内視鏡による診断を行い、そのまま内視鏡的治療に移行する。

救急処置のポイント

胃・十二指腸潰瘍出血：内視鏡的止血術

凝固止血	出血部に高周波電流を流して出血部位の組織を凝固させて止血する。
注入止血	エタノールなどの薬剤を、穿刺針より出血部の数カ所に注入して止血する。
クリップによる止血	内視鏡の先端から出した小さなクリップで、出血部をじかに止血する。

食道静脈瘤破裂

S-Bチューブによる止血	S-Bチューブを挿入して胃バルーンを拡張させた後、食道バルーンを拡張させて食道静脈瘤を圧迫止血する。
内視鏡的静脈瘤硬化療法	硬化剤を静脈瘤の中に注入する血管内注入法と、静脈瘤の周囲に塗る血管外注入法がある。
内視鏡的静脈瘤結紮術	内視鏡の先端につけた小さな輪ゴムで、静脈瘤を結紮して止血する。

急性胃粘膜病変

薬物療法	少量の出血では、プロトンポンプ阻害薬、H_2ブロッカーや粘膜保護剤で治療する。
内視鏡的止血術	中等量以上の出血では、内視鏡的止血術を行う。

Chapter 4 症状別・看護のポイント

急性冠症候群（ACS）

　冠動脈の閉塞や狭窄などによって心筋虚血が生じた病態を急性冠症候群という。狭心症と心筋梗塞が代表的な疾患で、ともに**重症化すると心不全や重度の不整脈を合併して、きわめて危険**な状態となる。
　狭心症と心筋梗塞の大きな違いは、心筋が回復するかどうかにある。狭心症では酸素不足の状態が一時的で回復するのに対して、心筋梗塞は心筋が壊死を起こし回復しない。

【心筋梗塞の心電図変化】

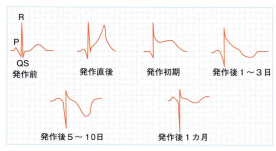

心筋梗塞の超急性期にはT波が先鋭化、急性期にはST上昇が顕著。その後Q波が出現し、T波が陰転化する。

フィジカルアセスメント

【主訴】
- 胸が締めつけられる、押さえつけられる、重苦しいなど。痛みが胸部の1点に集中する場合は、狭心症でないことが多い。

【発症のしかた】
- 痛みは10分程度か、数時間にわたって続くのか。短い痛みと朝方の痛みの場合、狭心症を疑う。
- 胸部の痛み以外に、顎、喉、歯、左肩、腕、肘に不快感や違和感が出ることがある。

【誘因の有無】
- どのような行動で痛みが出たか(坂道歩行、階段の上り下りなど)、あるいは安静時にも起こるのか、詳しく聞く。

【既往歴】
- 脂質代謝異常、高血圧、喫煙、肥満、ストレスなど。

【虚血性心疾患の症状】

痛みを感じる場所	胸の中央、左胸部、左肩、首、下顎、みぞおちなど。胸痛が肩から腕などへ広がることもある。
痛みの性質	締めつけられる、押さえつけられる、重苦しいといった漠然とした痛み。胸やけ、肩こり、歯痛などが主な症状のこともある。
痛みの続く時間	狭心症は数分〜20分程度。心筋梗塞は数時間続くことが多い。

看護のポイント

- 狭心症は病歴のみで診断できる場合が多いので、なるべく詳細に確認する。脂質異常症、高血圧、喫煙は3大危険因子。
- 心電図モニタと症状から早期に虚血の徴候を察知できるように、心電図の波形は熟知しておく。
- 糖尿病の患者では、神経障害による痛みのない虚血や無痛性心筋梗塞もあるので、十分に注意する。
- 急性心筋梗塞は短時間で死に至る危険性を伴うので、急変に備えて蘇生処置の器具を常に用意しておく。

救急処置のポイント

酸素療法 >>>P.66	経鼻カニューラ、フェイスマスクでPaO$_2$を94％以上に保つ。
薬物療法	アスピリンの投与。即効性硝酸薬（ニトログリセリン、硝酸イソソルビド）を舌下投与、冠動脈を拡張して痛みをやわらげる。
疼痛コントロール	亜硝酸薬投与で胸痛が改善しない場合、モルヒネ投与を考慮する。
経皮的冠動脈形成術（PTCA）	バルーンカテーテルを冠動脈まで通して膨らませ、狭窄部位を内側から広げる。
冠動脈バイパス術	狭窄部位より下流の冠動脈と大動脈とをバイパス血管で結んだり、心臓の近くにある動脈を狭窄部位より下流の冠動脈へ付け替える。
輸液療法	亜硝酸薬の持続点滴を中心に、ヘパリン持続点滴、抗血小板薬、カルシウム拮抗薬、ニコランジルを併用する。

主な検査

12誘導心電図 >>>P.88
　強い虚血の存在や心筋梗塞の有無などを確かめる。

血液生化学検査
　トロポニン-T、H-FABP、CK、CK-MBなどの心筋障害のマーカーを鑑別する。

心臓超音波検査
　左室の機能、虚血による左室壁運動の低下の有無などを調べる。

胸・腹部X線写真
　肺うっ血の有無をチェック、大動脈解離を鑑別する。

緊急冠動脈造影
　冠動脈のどこがどれほど狭窄しているかを調べる。

COLUMN

【できるだけ早く12誘導心電図を】

　胸痛を伴う患者の場合、心電図変化の有無が狭心症判断のポイントとなる。急性冠症候群が疑われる患者に接した場合や病棟で発作があった場合は、できるだけ早く12誘導心電図を記録すること。

Chapter 4

症状別・看護のポイント

肝性昏睡（かんせいこんすい）

　除去されるはずの毒性物質が肝臓の機能低下によって血液中に増え、脳の機能に障害が起きた状態。肝性脳症ともいう。肝硬変の進行や劇症肝炎などの重篤な肝障害によって引き起こされる。

　症状はその重さの程度によって5段階（Ⅰ度～Ⅴ度）に分類され、最も重篤なⅤ度になると、意識が完全に消失して昏睡状態に陥る。

肝性昏睡の昏睡度分類

昏睡度	精神状態	参考事項
Ⅰ	睡眠―覚醒リズムの逆転。 多幸気分、ときに抑うつ状態。 だらしなく、気にとめない態度。	retrospective にしか判定できない場合が多い。
Ⅱ	見当識（時・場所）障害、物を取り違える（confusion）。 異常行動（例：お金をまく、化粧品をゴミ箱に捨てるなど）。 ときに傾眠状態（普通の呼びかけで開眼、会話できる）。 無礼な行動があったりするが、医師の指示に従う態度を見せる。	興奮状態がない。 尿、便失禁がない。 羽ばたき振戦あり。

昏睡度	精神状態	参考事項
Ⅲ	しばしば興奮状態またはせん妄状態を伴い、反抗的態度を見せる。 嗜眠状態（ほとんど眠っている）。 外的刺激で開眼しうるが、医師の指示に従わない、または従えない（簡単な命令には応じる）。	羽ばたき振戦あり。 見当識障害は高度。
Ⅳ	昏睡（完全な意識の消失）。 痛み刺激に反応する。	刺激に対して、払いのける動作、顔をしかめる。
Ⅴ	深昏睡。 痛み刺激にも全く反応しない。	

（第12回犬山シンポジウム：1981年）

フィジカルアセスメント

【初期の主な症状（昏睡度Ⅰ・Ⅱ）】
- 気分が変化したり、判断力が鈍る。
- 論理的思考、行動、人格に微妙な変化が現れる。
- 正常な睡眠パターンが崩れる。
- 息がカビ臭く甘ったるい臭いになることもある。
- 伸ばした手を静止させられず、バタバタ羽ばたくような動きをする（羽ばたき振戦）。

【中期以降の主な症状（昏睡度Ⅲ・Ⅳ）】
- 眠気や錯乱がみられるようになる。
- 動作や発語が緩慢になり、見当識障害が多くみられる。
- 脳症の患者⇒激高したり興奮したりすることもある。
- 徐々に意識を失い、昏睡に陥る。

【既往歴】
- 肝不全、急性肝不全、劇症肝炎、肝硬変、糖尿病には特に注意する。

看護のポイント

- 肝硬変では糖尿病の合併が多いため、糖尿病が悪化すると合併症による意識障害も起こる。
- 進行した肝硬変では、出血・発熱・便秘など体に負荷が少しかかっただけで肝性脳症が出ることがある。
- 高齢者では、肝性脳症の初期症状が認知症のせいと見なされやすいので、診断の際には十分に注意する。
- ウイルス性肝炎患者の場合、血液や体液による二次感染に注意する。
- 肝性昏睡患者の予後は一般的に不良であり、家族への十分な配慮と患者への精神的援助が欠かせない。

救急処置のポイント

劇症肝炎	● 肝性昏睡物質の除去による脳浮腫のコントロール。 ● 凝固因子補充による出血傾向への対策。 ● 中心静脈栄養による栄養管理。 ● 合併する臓器不全への対策。 ● 感染予防対策。 ● 薬物療法⇒抗ウイルス薬、免疫抑制薬、ステロイド投与。
その他の急性肝不全	● 原疾患に対する治療。
慢性肝不全	● 意識障害を改善するための治療を主体とする。 ● 腸管内でのアンモニア産生の抑制⇒ラクツロースシロップ。 ● 意識覚醒⇒肝不全用アミノ酸輸液の点滴静脈注射。

主な検査

【肝性昏睡に対する緊急検査】

血算検査	赤血球数、白血球数、Hb、Ht、血小板数
血液生化学検査	AST（GOT）、ALT（GPT）、LDH、ALP、コレステロール、コリンエステラーゼ、ビリルビン（直接・間接）、BUN、クレアチニン、TP、アルブミン、アンモニア、AKBR
血液ガス分析	pH、PO_2、PCO_2、HCO_3^-、BE
血液凝固系検査	プロトロンビン時間（PT）、ヘパプラスチンテスト（HPT）、フィブリノーゲン、アンチトロンビンⅢ、FDPなど
肝炎ウイルス検査	HA、HB、HC抗原、抗体
画像診断	頭部CT、胸部CT、腹部エコー、胸腹部X線写真
その他	脳波

（小林國男 編集：救急ケアマニュアル、照林社、2004、p.215）

Chapter 4 症状別・看護のポイント

糖尿病(とうにょうびょう)関連の意識障害

　糖尿病から意識障害（昏睡）をきたす急性疾病として、糖尿病性ケトアシドーシス（DKA）・高浸透圧性高血糖状態（HHS）がある。

　また、糖尿病治療に関連して低血糖による昏睡も起こる。**糖尿病薬物療法中患者の意識障害は、高血糖・低血糖をともに疑うべきである。**

糖尿病性ケトアシドーシス（DKA）

高度のインスリン不足によってケトン体を過剰生産し血液が酸性化した状態で、意識障害（昏睡）を起こす。インスリン依存1型糖尿病の初発時やインスリン注射中断時に多い。
【診断ポイント】
- 呼吸異常、意識障害、嘔吐・腹痛などの消化器症状、脱水症状を認める。
- 呼気のアセトン臭、クスマウル(Kussmaul)呼吸、尿ケトンが特徴的。
- 動脈ガス分析で代謝性アシドーシス。血中ケトン陽性。
- 血糖 350〜700mg/dL 程度。

高浸透圧性高血糖状態（HHS）

高血糖状態のため体液が高浸透圧となり、全身の細胞が脱水から機能不全になった状態。中程度の糖尿病患者にみられ、高齢者で摂食低下、発熱による脱水などがきっかけになることが多い。
【診断ポイント】
- けいれん、ミオクローヌス、髄膜刺激症状などの神経症状が現れることが多い。
- 片麻痺や focal seizure（焦点発作）のために脳血管障害と誤認されやすい。
- DKA 以上に脱水傾向があり、舌が著明に乾燥している。
- 血糖 700mg/dL 以上。

低血糖昏睡

自己管理中のインスリン過剰投与などによって血糖値が低下し、意識障害を起こす。高血圧・頻脈が急性冠症候群に悪影響をきたす可能性があり、治療が遅れると脳浮腫による死亡なども考えられる。

【診断ポイント】
- 不規則な摂食、過剰な運動、過剰な薬剤投与などが誘因となる。
- 動悸・発汗などの自律神経症状、不安・意識障害などの中枢神経症状が生じる（正常な防衛反応）。
- 血糖値が低下しているのに症状がない（無自覚性低血糖）ほうが危険。

ドクターが来る前に…緊急度チェック

以下の症状の有無を早急にチェックし、次にフィジカルアセスメントを行う。

【意識】 >>>P.54
- **本人の状態を確認**
  ・ぼんやりしている、ほとんど反応がない。

【呼吸】 >>>P.45
- 速く深い呼吸（クスマウル呼吸）。

【尿】 >>>P.56
- 定性検査を行う。

【体温】 >>>P.52
- 低体温

【血糖値】
- 昏睡の原因が高血糖なのか低血糖なのか、ただちに血糖値を測定する。

Chapter 4 糖尿病関連の意識障害

フィジカルアセスメント

【主訴】
- 全身がだるい、悪心、嘔吐、腹痛、下痢など。

【誘因の有無】
- 感染、外傷、糖尿病治療の中断、不適切な高カロリー輸液や糖負荷試験（医原性）など。
- 低血糖の場合、インスリン過剰投与、経口糖尿病薬使用中の運動過剰、カロリー摂取の低下など。

【随伴症状】
- 皮膚の乾燥、緊張低下、低体温、呼気のアセトン臭、腹痛、下痢、眼振、けいれんなど。
- 低血糖の場合、発汗、振戦、動悸、顔面蒼白、多呼吸、頻脈、高血圧など。

【既往歴】
- 糖尿病
  ・治療内容、最近の血糖コントロール、経口血糖降下薬の内服、インスリン注射の有無など。

 ## 看護のポイント

- 搬入時より、バイタルサインの確認を頻回にわたり行う。
- バイタルサイン確認の際は、脱水所見、呼気アセトン臭やクスマウル呼吸などの特徴的所見にも注意する。
- 昏睡や意識障害の患者の場合、血糖チェックは必ず行う。
- 昏睡の原因については、身体的側面だけでなく、心理的・社会的側面も考えられるので、この点も考慮する。

救急処置のポイント

糖尿病性ケトアシドーシス（DKA） 高浸透圧性高血糖状態（HHS）	
脱水補正	生理食塩液の点滴静注を行う。 HHS の方が DKA よりも大量の輸液が必要。
インスリン投与	生理食塩液に混注し点滴静注。⇒ 血糖が 300mg/dL 以下になったら、ブドウ糖輸液に混注し点滴静注。 HHS の場合、DKA ほどのインスリンは必要ないので、インスリン投与のスピードを遅めに設定する。
電解質補充	腎機能に問題ないことを確認したら、カリウム補充。
アシドーシスの補正	pH7.0 以下では炭酸水素ナトリウムの投与が妥当。ただし pH7.1 以上に補正しない。
誘因の検索	感染症、急性心筋梗塞など。
低血糖性昏睡	
血糖コントロール	● 意識がある場合⇒ブドウ糖やショ糖（10g 程度）を経口摂取する。 ● 意識がない場合⇒50％ブドウ糖液（20〜40mL）を静注する。

主な検査

血糖測定
　簡易血糖測定器で血糖値を測定。しばしば 400mg/dL を超える。

血液生化学検査
　糖尿病性ケトアシドーシス（DKA）
　・ケトン体⇒著しく上昇（βヒドロキシ酪酸が主体）。
　・動脈血 pH、HCO_3^- ⇒低下。
　・血中アミラーゼ⇒時として上昇。
　・電解質⇒全体としては大量に喪失（特に K）。
　高浸透圧性高血糖状態（HHS）
　・ケトン体⇒一定しない。
　・動脈血 pH、HCO_3^- ⇒低下しないか、わずかな低下。
　・血中 Na ⇒著しく上昇、BUN、Cr も上昇。

尿検査
　尿糖と尿中ケトン体を調べる。ともに（＋）となる。

その他の検査
　12 誘導心電図 >>>P.88 、モニタ心電図、各種培養検査、胸部腹部単純 X 線検査など。

症状別・看護のポイント

眼科救急(がんかきゅうきゅう)

　眼痛は表面痛と深部痛に大別される。強い眼痛を伴うものの大半は角膜上皮障害で、コンタクトレンズ障害が代表例である。

　緊急性の高い疾患はさほど多くはないが、視機能に影響を及ぼす重篤な疾患としては、網膜中心動脈閉塞症、アルカリ眼外傷、角膜腐食、急性緑内障、涙小管断裂がある。**特に化学薬品による角膜腐食と、急激に視力が低下する網膜動脈閉塞症は緊急を要する。**

眼痛の主な原因

表面痛	深部痛
● 角膜上皮障害 ・穿孔性眼外傷 ・コンタクトレンズ障害 ・電気性眼炎※ ・睫毛内反・眼瞼内反 ・ドライアイ ・結膜異物 ● 角膜異物 ● 化学損傷（薬品の飛入） ● ウイルス性角結膜炎 ● 角膜ヘルペス ● 角膜潰瘍 ・細菌性、真菌性 ・アカントアメーバ	● 急性緑内障 ● 虹彩毛様体炎 ● 球後視神経炎 ● 三叉神経痛 ・眼窩疾患 ・副鼻腔疾患 ・頭蓋内疾患

※溶接や雪原での紫外線曝露によるもの。

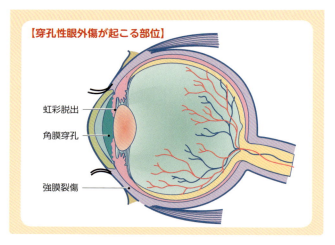

【穿孔性眼外傷が起こる部位】
- 虹彩脱出
- 角膜穿孔
- 強膜裂傷

 主な臨床症状と所見

【角膜疾患に伴う眼痛】
- 充血、霧視、羞明、眼脂、流涙など。重症例では視力も低下する。

【穿孔性眼外傷】
- 刃物、ガラス片、針、くぎなどが眼球壁を穿孔したもの。
- 眼内組織の損傷、出血、脱出など。眼球全体に出血、炎症、感染症などが波及する。

【ウイルス性結膜炎】
- 流行性角結膜炎⇒眼瞼膨張、充血、流涙が強い。
- 急性出血性結膜炎⇒結膜下出血、耳前リンパ節の腫脹。

【眼内異物】
- 症状は様々だが、しばしば出血などで眼内が透視不能となる。

【化学損傷】
- 酸性眼外傷⇒表層部に組織壊死が生じる。
- アルカリ眼外傷⇒細胞を破壊・融解して腐食させ、深部へと浸透。角膜上皮細胞の幹細胞や副涙腺が障害されると、予後不良となる。

【急性緑内障】
- 激烈な眼痛、高度の結膜充血、角膜の浮腫・混濁、視力の大幅な低下、瞳孔の中程度散大と硬直など。しばしば頭痛、悪心、嘔吐を伴う。

 救急処置のポイント

【網膜中心動脈閉塞症】
- 95％酸素吸入、ウロキナーゼなどの線溶剤点滴、前房穿刺（急激に眼圧を下げるため）を行う。

【角膜上皮障害】
- 痛みが強い場合⇒表面麻酔薬を点眼。検査のための麻酔で、作用持続時間は15分程度。
- 軟膏の点入、角膜保護薬点眼。

【穿孔性眼外傷】
- 眼内組織を整復し、穿孔創を縫合。同時に抗炎症、抗感染症、止血などの薬物治療を行う。
- 合併症（硝子体出血、網膜剥離など）に対する治療を、経過を観察しながら行う。

【眼内異物】
- 異物を摘出して創を閉じ、十分に止血する。

- 異物が目視できない場合は、X線撮影、CT、超音波などの画像診断を行う。

【角膜潰瘍】
- 原因検索を優先する。

【ウイルス性結膜炎】
- 患者の移動と接触を極力避ける。接触したものは消毒する。

【急性緑内障】
- 高張浸透圧薬と炭酸脱水酵素阻害薬を静注し、眼圧下降を行う。ピロカルピン点眼による縮瞳も行う。

救急処置後の主な眼科治療

網膜中心動脈閉塞症
眼圧下降を目的とした前房穿刺。

角膜上皮障害
基本は局所の安静。補助的に、軟膏点入や角膜保護薬の点眼。

穿孔性眼外傷
眼球破裂⇒創の縫合、硝子体手術。
角膜裂傷・強膜破裂⇒創の縫合。

眼内異物
外科的に摘出する。大きな穿孔創、白内障、眼内炎、網膜剥離などを伴えば、その手術。

角膜潰瘍
抗細菌、抗真菌、抗ウイルス療法。

ウイルス性結膜炎
ステロイド薬、抗生剤の点眼。二次感染の防止も重要。

急性緑内障
原発閉塞隅角緑内障では、レーザーまたは観血的虹彩切除術。

症状別・看護のポイント

耳鼻咽喉科救急(じびいんこうかきゅうきゅう)

　耳科領域では急性中耳炎、めまい、耳内異物など、鼻科領域では鼻出血、鼻腔内異物、鼻骨骨折など、咽喉頭科領域では急性扁桃炎、扁桃周囲脳症、急性咽頭蓋炎、咽喉頭異物など、耳鼻咽喉科の救急疾患は多彩である。

　病例の多い鼻出血は鼻中隔前端部（キーゼルバッハ部位）からの出血が大半で、特に小児によく見られる。

キーゼルバッハ部位

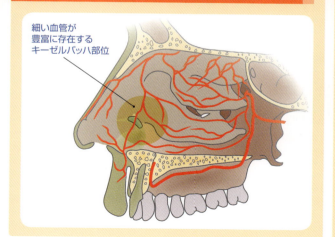

細い血管が豊富に存在するキーゼルバッハ部位

主な臨床症状と所見

耳科領域

【急性中耳炎】
- 耳痛、耳閉感の症状が多い。鼓膜が発赤し、化膿期には膨隆する。
- 耳後部を中心に腫脹・疼痛がある場合、急性乳頭洞炎が疑われる。

【めまい】「めまい」のページを参照してください。 >>>P.121

鼻科領域

【鼻出血】
- 小児の場合はキーゼルバッハ部位の出血がほとんど。成人では高血圧に伴って出血し重篤例となる場合も多い。

【鼻腔内異物】
- 幼少児に多い。くしゃみ、鼻汁、鼻粘膜の発赤、腫脹による鼻閉感を起こす。

咽喉頭科領域

【急性咽頭蓋炎】
- 咽頭蓋が発赤・腫脹し、激しい咽頭痛・嚥下時痛、呼吸困難が出現。
- 咽頭後壁における炎症所見が乏しいケースがある。

【急性扁桃炎】
- 発熱・咽頭痛などを伴い、扁桃が発赤・腫脹。白苔や陰窩に膿栓がみられる。

【咽喉頭異物】
- 異物の原因となるものは様々であるが、気道内に吸い込まれて気道異物となる事例も多い。

看護のポイント

- 鼻出血患者は不安から興奮状態になっていることが多い。治療すれば必ず止血することを説明し、落ち着かせることが必要である。
- 血液を嚥下すると嘔吐してしまうことが多いので、ドクター到着までの患者の姿勢に留意する。
- 血液を飲み込むとタール便になることがあるので、患者に説明しておく。
- 完全に止血するまでは入浴を控え、鼻をかんだり鼻腔内に触れないように説明する。
- 高齢者など血液を吐き出す力が弱い場合は、凝血塊による窒息にも注意する。
- 小児の異物を摘出する際は、看護師か家族が抱き、頭部を後屈させて動かないように支える。

> **注意!**
> 急性咽頭蓋炎では、急速に気道狭窄をきたし死に至る場合がある。強い咽頭痛、嚥下時痛の訴えがあるわりに咽頭後壁や扁桃の炎症が観察されない場合は、急性咽頭蓋炎の可能性を念頭に置くこと。

救急処置のポイント

急性中耳炎		抗菌薬の内服。NSAIDs の投与。
めまい		>>>P.121
鼻出血	キーゼルバッハ部位	血管収縮薬や止血薬を浸したガーゼ、抗生物質を含んだ軟膏ガーゼを、鼻腔に詰めて圧迫する。

次ページへ

鼻出血	出血が軽度の場合	15％硝酸銀塗布、あるいはゼラチン貼付剤を挿入して圧迫する。
	出血が強い場合	電気凝固（バイポーラとモノポーラ）を使い分ける。
	全鼻圧迫タンポン法	ガーゼの圧迫で効果がない場合や、出血部位が確認できない場合に適応。
	ベロック・タンポン法	全鼻圧迫タンポン法で効果がない場合に適応。
	バルーンカテーテル	ベロック・タンポンの代わりに使用する。この方法だと鼻粘膜の損傷が少ない。
鼻腔内異物		状況に応じて、鉗子、小鉤、ネラトンカテーテルによる吸引を使い分ける。
急性咽頭蓋炎		抗菌薬・ステロイド投与。アドレナリン液の散布・吸入。
急性扁桃炎		βラクタム系抗菌薬の点滴静注。補液・解熱鎮痛薬の投与。
咽喉頭異物		視診、内視鏡などで異物を確認。咽頭麻酔を行い鉗子で摘出。

主な検査

前鼻鏡・内視鏡

出血部位はたいてい前鼻鏡で観察できるが、後方からの出血の場合は内視鏡を使用する。

血液検査

貧血の程度を確認する。

肝・腎機能検査・凝固能検査
原因疾患を鑑別する際に行う。

単純X線検査・CT・MRI
外傷による鼻出血、副鼻腔の腫瘍性疾患などを鑑別する際に行う。

COLUMN

【鼻出血時の患者の姿勢】

【座位が可能な場合】
- 顔を下に向けて着座⇒血液を前鼻孔から膿盆に出させる。
- 喉頭に流れてしまった場合⇒口から出させる。
- キーゼルバッハ部位からの出血⇒鼻翼を外から押さえて出血部位を圧迫する。

【臥位しかとれない場合】
- 顔は横向きに⇒血液を前鼻孔や口から出させる。

【異物混入の処置に必要なもの】
- 照明（ペンライト）、内視鏡、手術用顕微鏡。
- 吸引装置、吸引管、ネラトンカテーテルなど。
- 鉗子類（耳垢鉗子、耳用鉗子など）。
- 小鉤（異物鉤、耳用小鉤など）。

Chapter 4 症状別・看護のポイント

泌尿器科救急(ひにょうきかきゅうきゅう)

泌尿器科救急で代表的な症状は、血尿・腰背部痛・尿閉・外傷などである。他には腎外傷、急性卵巣上体炎、耳下腺炎性卵巣炎などの急性陰嚢症などがある。

疾患として最も頻度が高いのは尿管結石で、腎臓と膀胱の間の尿管に結石が詰まった状態となる。夜間に強烈な腰痛が突然起きた場合は、尿管結石である確率が高い。

泌尿器科救急の主要な症状と疾患

血尿	膀胱タンポナーデ	膀胱内に凝血塊がたまって尿閉をきたした状態。膀胱洗浄によるコントロールができない場合は、泌尿器科へ。
	急性膀胱炎	頻尿、排尿時痛、残尿感などがある。発熱は伴わない。
	尿管結石	背部の疝痛、叩打痛を伴うことが多い。
	腎結石	無症候性に肉眼的血尿がみられる場合は、泌尿器科へ。
	膀胱腫瘍	無症候性血尿となることが多い。出血が多くなければ水分摂取を促し、泌尿器科へ。
腰背部痛	尿管結石	激しい背部痛と血尿を伴うことが多い。
	水腎症	水腎症による敗血症の場合は泌尿器科へ。

尿閉	下部尿路の閉塞による場合と、脳外科的、整形外科的疾患に合併する神経学的要因による場合がある。 急性期には腹部膨満感、下腹部痛などを訴える。慢性期になると、急性期の症状は減り、腹部腫瘤や溢流性尿失禁が主訴となる。
外傷	腎外傷には皮下外傷と開放外傷があるが、実際の症例では皮下外傷がほとんどである。 原因は、交通事故、スポーツや労働時の事故・災害などによるものが多い。

フィジカルアセスメント

【主訴】
- 尿が出ない、少量ずつ出るが常に尿意がある、尿意がない、下腹部の膨満感、尿道に何かつかえている、疝痛発作は左右いずれか片側か（尿管結石）など、具体的な訴えを聞く。

【発症のしかた】
- 急性、慢性進行性、下腹部の膨隆の有無など。

【誘因の有無】
- 過活動膀胱治療薬、胃腸薬、下痢剤、抗精神病薬・抗うつ薬、抗不整脈薬、総合感冒薬など、誘因となり得る薬の服用の有無を確認する。

【随伴症状】
- 呼吸速迫、喘鳴、高血圧、低血圧、不整脈、脈拍数の異常、悪心、嘔吐、食欲不振、けいれん、腱反射異常、血尿など。

看護のポイント

- 尿閉では下腹部の膨隆に加えて、膀胱部の打診で尿の大量の貯留を示す濁音が確認できる。
- 尿管結石では飲水は喉がかわかない程度にとどめ、できるだけ水分摂取を控えさせる。
- 尿管結石の腹痛は圧痛部を指圧することで低減できるので、医師が来る前でも試みるとよい。
- 茶、コーヒー、アルコールなど利尿作用のあるものは水腎症を悪化させるので、当面は不可とさせる。
- 肉、魚など尿酸をつくる食品は結石の再発を招きやすいので、控えさせる。

救急処置のポイント

血尿	
膀胱タンポナーデ	膀胱洗浄。硬性膀胱鏡による膀胱洗浄が必要な場合は、泌尿器科へ。
急性膀胱炎	細菌尿の起因菌としては、大腸菌が多くを占める。抗菌薬を内服。
腰背部痛	
尿管結石	[痛み止め] 非ステロイド系抗炎症薬（NSAIDs）。痛みが激しい場合は、坐薬を使用。非常に強い痛みには、ペンタゾシンを用いる。 [結石の排石] 抗コリン薬やウラジロガシエキスを用いる。自動排石が期待されない場合、ESWL（体外衝撃波結石破砕術）などを行う。

水腎症	抗菌薬の投与。経皮的腎瘻造設の必要がある場合は、泌尿器科へ。
尿閉	
カテーテルによる自己導尿	尿道からカテーテルを膀胱内に挿入して、膀胱内の尿を導尿する。
膀胱内注入療法	塩酸オキシブチニン（ポラキス）を直接膀胱内に注入する。
温熱治療	マイクロ波、高密度焦点超音波、レーザーなどで前立腺組織を加温する。経尿道的カテーテル、直腸内プローベ、前立腺に発熱装置を刺入して行うものがある。
排尿障害治療薬	平滑筋弛緩薬（塩酸フラボキサート）、抗コリン薬（塩酸オキシブチニンなど）、α1遮断薬（ウラピジルなど）、コリンエステラーゼ阻害薬（臭化ジスチグミン）などを投与する。
外傷	
血圧が不安定腎茎部血管損傷	塞栓術の施行や外科的な治療が必要となる。泌尿器科へ。
尿道損傷	尿道カテーテル挿入が可能であれば、不完全断裂として1～2週間留置。 カテーテル挿入ができない場合、尿道隔膜部の場合は、泌尿器科へ。

 主な検査

【血尿】
超音波検査、CT検査
　尿路出血の部位を診断するのに有用。

【尿管結石】
腹部エコー検査
　痛みがある側の腎に水腎症が認められる。
腎・尿管・膀胱部単純X線撮影
　尿路にそって結石の有無を確認する。静脈石と尿管結石との鑑別が大切。
IVP（経静脈性腎盂造影）
　静脈注射した造影剤が腎から排出される状態をレントゲン撮影する。痛みの激しい急性期には、腎盂溢流の恐れがあるので禁忌。

【尿閉】
血液生化学検査
　高尿素窒素血症、血清クレアチニン値上昇、高尿酸血症、低ナトリウム血症、高カリウム血症、低カルシウム血症、高リン酸血症などを鑑別する。
血液ガス分析
　過剰塩基の低下、HCO_3^-の低下を認める。
心電図
　T波増高、QRS増幅、PR延長、P波消失、房室ブロック、洞性徐脈などを認める。
胸部X線写真
　蝶形陰影や胸水、心陰影拡大、間質性陰影を認めることがある。

COLUMN

【血尿には要注意】

　血尿がある場合は、量に関係なく常に悪性腫瘍の可能性を念頭に置く必要がある。軽症と思われる血尿であっても、必ず泌尿器科を受診するよう促すこと。

Chapter 4 症状別・看護のポイント

産婦人科救急(さんふじんかきゅうきゅう)

　産婦人科救急は、腹痛と性器出血を発症していることが多い。まず第一に、**妊娠しているか否かを常に念頭において鑑別する必要がある**。妊娠時の病状は急激に発症し、母体・胎児の生命が危機に陥ることも少なくない。

　産科的出血は今なお妊産婦の死亡原因の第1位であり、弛緩出血が頻度的に多い。

臨床症状からの鑑別

不正性器出血	[出血部位の確認] ● 外陰部を観察⇒ 　腟外陰部由来か、性器外の尿道・直腸からの出血か。 ● 腟外陰部由来の場合⇒ 　出血部位が外陰部由来か、腟由来か。 ● 腟鏡診で診断⇒出血が、腟壁からか、子宮腟部からか、子宮内腔からか。 [内診による確認] ● 子宮・両側付属器の状態、圧痛の有無。
下腹部痛	● 腹痛の初発部位、時期、食事などの誘因などを問診。 ● 妊娠の有無、性器出血、月経に随伴するか、発熱の有無、血尿の有無などを確認。

Chapter 4　泌尿器科救急／産婦人科救急

代表的な産婦人科救急疾患

非妊娠時	・卵巣嚢腫の茎捻転・破裂 ・月経困難症（子宮筋腫・子宮内膜症など） ・急性付属器炎症 ・卵巣出血　など
妊娠初期	・異所性妊娠 ・流産（切迫、進行、不全）など
妊娠中期以降	・常位胎盤早期剥離 ・前置胎盤 ・切迫早産　など
分娩後・産褥	・弛緩出血 ・子宮内反症 ・癒着胎盤　など

ドクターが来る前に…緊急度チェック

【バイタルサイン】
- 意識状態、血圧、体温などを確認。

【症状の確認】
- 痛みや性器出血の有無などを確認。

【妊娠中の場合】
- 胎児心拍数⇒ドプラ心音計でチェック。
- 妊娠中期以降⇒陣痛の有無、胎児のwell-beingを確認。

【閉経前】
- 婦人科疾患の既往歴があるか。

フィジカルアセスメント

【非妊娠の場合】
- 緊急を要する疾患は少ないので、落ち着いてバイタルサインをチェックする。
- 大量の卵巣出血 >>>P.206 などは例外。

【妊娠初期の場合】
- 性器出血（進行流産）、あるいは腹腔内出血（異所性妊娠）の量を判定し、緊急手術の必要性の判断を下す。

【妊娠中期以降の場合】
- 早急に妊娠を中断する必要がある状態（常位胎盤早期剥離・子宮破裂など）なのかの判断が重要。

看護のポイント

- 緊急手術を要するかどうかの判断が重要であり、正確なバイタルサインのチェックが必要となる。
- 診断・治療・看護にあたっては、患者の羞恥心を刺激しないよう言動には十分注意する。
- 不安を抱く患者にドプラ心音計などで胎児の心音を聞かせ、精神的に安定させることができる。
- 輸血を必要とする疾患も多く、必要に応じて交差適合試験の準備などを行う。
- 妊娠中絶を余儀なくされた患者と家族の精神的ショックに対して、十分なケアを行う。患者の訴えを傾聴することで苦痛が低減する場合もある。

救急処置のポイント

非妊娠時の疾患	
卵巣嚢腫の茎捻転・破裂	● 鎮痛薬を投与して痛みを緩和させ、状況に応じて術前準備のうえ手術を行う。 ● 低酸素血症には酸素投与を行う。
卵巣出血	自然に止血して症状が軽快することが多いが、多量の出血がある場合は緊急手術を選択することもある。
急性付属器炎症	抗生剤による保存療法を行う。重症例に対しては手術を選択することもある。
妊娠初期の疾患	
異所性妊娠	大量の腹腔内出血でショック状態になった破裂例では、緊急手術を行う。
進行流産	出血が持続的にある場合は、緊急手術を行う。
妊娠中期以降の疾患	
常位胎盤早期剥離	早急に帝王切開手術を行う。※
前置胎盤	出血が持続する場合は、輸血の準備を整え、緊急帝王切開手術を施行する。※

※分娩時の救命処置では、小児科医の立会いができない場合は転送する。

主な検査

血液検査
白血球数、CRP の数により、炎症の有無を確認する。

尿検査
外科・泌尿器科疾患の鑑別のために行う。同時に尿潜血の有無も確認する（尿路結石の鑑別）。

超音波断層法検査
腹腔内腫瘍、腹腔内出血の確認。胎児がいる場合は、胎児の大きさや胎盤位置をチェックする。

腹部単純Ｘ線撮影
非妊娠時の症例では、腸閉塞など他疾患の鑑別のために行う。

腹部 CT 検査
非妊娠時の症例では、卵巣腫瘍の有無・腹腔内出血の有無を確認する。

胎児心拍・陣痛計（分娩監視装置）
妊娠中期以降では、胎児情報と子宮収縮の有無をモニターする。

細胞診断・組織診断
不正規出血があり非妊娠の場合には、悪性腫瘍などの器質的疾患を除外するために行う。

Chapter 4 症状別・看護のポイント

外傷総論(がいしょうそうろん)

外傷の初期治療は、**まず生命維持を重視し、生命の安全が保証された段階で根本治療の必要性を決定する**という2つのステップからなる。

この2つのステップは、外傷診療における Primary survey（プライマリーサーベイ）および Secondary survey（セカンダリーサーベイ）と呼ばれている。

外傷初期においての看護には、患者の受け入れ準備、第一印象の把握を含めた Primary survey と蘇生、Secondary survey 診療の補助が求められる。

```
収容依頼対応
受け入れ準備
   ↓
Primary surveyと蘇生
生命の安全を保証
生理学的検索
   ↓
Secondary survey
適切な根本治療の決定
解剖学的検索
   ↓
根本治療
   ↓
Tertiary survey
治療後の全身損傷の再検索
```

患者の受け入れ準備

外傷患者の受け入れ連絡は、MIST（M：受傷機転、I：損傷部位、S：症候、T：処置）に即して行うことが推奨されている。

連絡を受けたら、処置室の準備（環境および物品）、必要な部署への連絡調整、感染防御などの受け入れ態勢を整える。

Primary surveyと蘇生

　蘇生の根幹としてのA（気道の開放）・B（呼吸管理）・C（循環管理）に、D（生命を脅かす中枢神経障害）・E（全身の露出と保温の重要性）を加えたABCDEアプローチが、外傷初期治療における国際的に共通した概念として定式化されている。

第一印象 (患者に接触しだい 15秒程度で行う)	● 看護師の顔を患者の口・鼻に近づけ、声をかけて気道（A）の開通と意識状態（D）、呼吸状態（B）を確認。 ● 同時に、損傷が見られない上肢の橈骨動脈を触れて脈の触知、皮膚の湿潤、冷感などから循環（C）の状態を把握。外出血の止血状態も確認する。
A. 気道 Airway	● 話しかけながら、狭窄音、かすれ声、胸の動きなどを察知。 ● 頭部を手で固定して頸椎を保護し、口腔内異物や出血の有無を確認、触診で頸部の膨張、気管の変異、皮下気腫の有無を確認。
B. 呼吸 Breathing	● 視診で呼吸数、呼吸補助筋の動き、フレイルチェストの有無を確認。 ● 呼吸音を聴いて換気を評価し、致命的な胸部外傷の有無を確認。
C. 循環 Circulation	● ショックの早期認知を目標に、皮膚所見、脈拍、CRT（capillary refill time）、意識レベルを確認。 ● 血圧、心電図モニタをチェック。
D. 意識 Dysfunction of CNS	● 急激な意識レベルの低下、瞳孔径・対光反射の有無、四肢麻痺の有無を確認。
E. 体温 Exposure & Environmental control	● 着衣を裁断して全身を露出させ、毛布やタオルで覆って保温、同時に体温を測定。

Primary surveyの救急処置

【A. 気道の確保と頸椎保護】
- 気道が開放⇒リザーバ付き酸素マスクで、高流量酸素（100%）投与（10L/分以上）。
- 気道が閉塞気味⇒吸引、異物除去、気管挿管、気道確保（下顎挙上法・経口気管挿管・外科的気道確保）など。
- 頸椎の保護⇒半硬性頸椎カラーを装着。カラーをはずす時には両手で頸椎を固定（用手的正中中間位）。

【B. 補助換気と致命的胸部外傷の処置】
- 陽圧換気⇒バッグ・バルブ・マスクで補助換気。開始時は血圧測定、モニタ確認。
- 胸腔ドレナージ⇒緊張性気胸や開放性気胸に対して行う。

【C. ショックに対する処置】
- 外出血⇒圧迫止血。
- 静脈路の確保⇒上肢の末梢静脈に、医師の指示のもと2本以上のなるべく太い（18G以上）ルートが必要。
- 採血⇒血液型、血清・生化学、クロスマッチ用の血液を採取。
- 初期輸液⇒加温した乳酸リンゲルを全開で投与。
- 導尿バルーン⇒直腸診の後、フォーリーカテーテルを挿入。
- 閉塞性ショック解除⇒胸腔ドレナージ、心嚢穿刺・ドレナージ。

【D. 意識レベルの異常に対する処置】
- 切迫するD⇒GCS（グラスゴー・コーマ・スケール）合計8点以下、意識レベルの急速な悪化（GCS2点以上）、瞳孔不動、クッシング現象から脳ヘルニアを疑う場合は重症頭部外傷と位置づけられ、これを「切迫するD」と呼ぶ。
- 頭部CT検査の要請⇒意識レベルに「切迫するD」が認められる場合、A・B・Cを再確認し、頭部CT検査の準備。実際のCT検査は、Secondary survey（生命の安全が確保された後）で行う。

【E. 保温】
- 低体温⇒体表加温（毛布、放射加温など）や輸液で保温する。

 ## Secondary survey

　Primary survey が完了し、バイタルサインの安定が確認されてはじめて、Secondary survey は開始される。

　病態の変化や新たな所見が見つかるなどバイタルサインに悪化がみられる場合は、Primary survey を繰り返し、必要に応じた蘇生を行う。

　Secondary survey は全身の解剖学的な診察方法であり、その確定診断は医師によってなされるもの。Secondary survey において、看護師は診療の補助的役割を担う。

【受傷機転・病歴の聴取】
- 病歴聴取は"AMPLE history"で記憶するとよい。

> Allergies：アレルギー
> Medication：内服薬
> Past (medical) history：既往歴
> Last oral intake：最終飲食
> Events：何が起こったか

【身体の診察】
- 頭の天辺から足の指先までの身体所見、神経系などを詳細に観察する。
- 背面や口腔・鼻腔・肛門・尿道などの孔など隠れた部位にもしっかり目を通す。

【切迫するDの優先】
- 「切迫するD」があれば、Secondary surveyにおける最優先事項とし、頭部外傷の精査（頭部CT検査）を行う。

Chapter 4 症状別・看護のポイント

頭頸部外傷(とうけいぶがいしょう)

　頭部外傷は**外傷の中でも最も緊急度が高く、意識障害を伴う例が多い**。生命維持に直接かかわるだけに、しばしば緊急手術の対象となる。

　頸部外傷は頭部外傷の約10％に合併するといわれている。頸部（首）には総頸動脈、頸椎、頸髄など重要な組織や臓器が集中するので、頭部外傷が発生した際は頸部にも損傷があるものとして対応すること。

患者の受け入れ準備

【Primary survey】

【気道確保と呼吸補助】

＜呼吸困難 >>>P.92・意識障害 >>>P.116 がある場合＞
- 頸部を固定⇒下顎挙上法で気道開放⇒呼吸を確認。
- 気道の分泌物、汚物、血液は吸引して誤嚥を防ぐ。

＜それでも気道が開放されない場合＞
- 気管挿管 >>>P.64 の適応⇒そのための準備をする。

【止血】

＜出血性ショックを呈している場合＞
- 早急な止血、十分な輸液が必要。
- 細胞外液（生理食塩水、乳酸リンゲル液など）、輸液セットを準備。

【「切迫するD（中枢神経障害）」の判断】

　以下のいずれかが該当する場合、「切迫するD」と判断する。

- GCS 合計点 8 以下の場合。
- 経過中に GCS 合計点が 2 以上低下する場合。
- 脳ヘルニアを伴う意識障害がある場合。
  ⇒気管挿管の準備、脳神経外科担当医・CT 室への連絡、その他 CT への移動のための準備。

【Secondary survey】

Primary survey によってバイタルサインが安定してから Secondary survey を行う。

身体所見をとる際に必要な器具(ペンライト・瞳孔スケール・耳鏡など)や頭部 CT の準備をする。

【身体所見】
<頭部外傷>
- 頭痛、視力低下、複視、聴力障害、咬合障害などの訴えがないか。
- 頭部の創傷、出血(鼻・耳・口腔など)、皮下出血(耳介後部・眼窩周囲)の有無を確認。
- 瞳孔径や対光反射の有無を確認(>>>P.215 : 図「瞳孔の状態と疾患」参照)。

<頸部外傷>
- 気管損傷、頸部血管損傷に注意。
- 頸部痛、項部痛の有無を確認。

【頭部 CT】
<切迫するD>
- Secondary survey の最初に行う。

<中等症頭部外傷(GCS合計点9〜13)>
- Secondary survey の中で行う。

<軽症(GCS合計点14・15)>
- 重症化の危険因子がなければ、退院までに行う。

看護のポイント

- 確認できる情報から損傷部位と重症度を予測。特にショック・呼吸障害の有無を確認したい。
- 頭蓋内圧亢進時には高血圧・徐脈を示す。出血性ショックでも正常血圧・脈拍数である場合があるので注意。
- 高血糖・高体温は脳浮腫を悪化させるので、血糖・体温管理には十分注意する。
- 頸部外傷が疑われる場合は、頸部の伸展・屈曲を防ぐために頸椎カラーを装着する。
- 意識障害は時間が経ってから現れることもある。激しい頭痛、嘔吐、けいれん、鼻・耳からの出血の有無に注意する。
- 早期からの栄養管理（特に経腸管理）は感染予防の面からも重要。

救急処置のポイント

外傷の重症度をしっかり把握し、下表のポイントを把握して救急処置にあたる。

頭部外傷	呼吸と循環の管理	平均脳灌流圧（平均動脈圧－平均頭蓋内圧）を60〜70mmHg以上に保つ。必要に応じて昇圧剤を使用。
	頭蓋内圧の管理	内圧亢進には、鎮静薬、筋弛緩薬（呼吸管理）、高浸透圧利尿薬を投与。他に脳低温療法、バルビツレート療法など。
	輸液管理	生理食塩水や乳酸リンゲルを使用する。ブドウ糖液は不適。過剰輸液は脳浮腫を増悪させるので、輸液は維持量にとどめる。

頭部外傷	感染症・合併症対策		下肢静脈血栓症、褥瘡、消化管の急性粘膜病変を予防する。髄液漏があれば、髄膜炎の可能性に注意。
	外科的治療	穿頭手術	穿頭ドレナージ手術、脳室ドレナージ手術など。
		開頭手術	開頭血腫除去手術、頭蓋内圧亢進に備え骨弁を除去する減圧開頭手術など。
頸部外傷	輸液		輸液後も血圧が上昇しない場合は昇圧剤を使用。
	薬物療法		受傷8時間以内の非穿通性脊髄損傷ではメチルプレドニゾロンを使用。

【瞳孔の状態と疾患】

正常

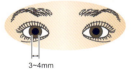

3～4mm

正常な瞳孔径は3～4mm。左右対称で、光の範囲・形は正円。

縮瞳

瞳孔径が2mm以下。疾患：橋出血、脳幹部梗塞、モルヒネ中毒など（対光反射あり）。

散瞳

瞳孔径が5mm以上。疾患：中脳障害、心停止など（対光反射なし）。

瞳孔不同

瞳孔径の左右差が0.5mm以上。疾患：脳浮腫・出血などの頭蓋内圧亢進など（散瞳側の対光反射なし）。

Chapter 4 症状別・看護のポイント

胸部外傷(きょうぶがいしょう)

　胸部外傷は生命維持に直結する損傷を含んでおり、頭部外傷とともに致死率が高い。**胸部外傷の初期治療の最大目標は、急性期死亡を防ぎ減少させることである。**したがって、救急治療にあたっては、迅速な処置が不可欠となる。

　胸部外傷の大半のケースでは、開胸術は不要である。また、穿刺・ドレナージ手技を適切に行うことによって、致死的な閉塞性ショックからの救命も可能である。

緊急処置を要する致死的胸部外傷

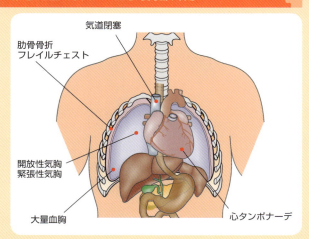

- 気道閉塞
- 肋骨骨折 フレイルチェスト
- 開放性気胸 緊張性気胸
- 大量血胸
- 心タンポナーデ

患者の受け入れ準備

【Primary survey】

【気道】
<状態の評価>
- 呼吸状態を「見て」、音を「聴いて」、空気の出入りを「感じて」。
- 陥没呼吸、シーソー呼吸⇒上気道閉塞の所見。
- 下記の状態は、気道閉塞の可能性がある。
  ⇒顔面や口の創傷、腫脹、出血、異物など。
  ⇒口腔内の異常音・喘鳴・嗄声。
  ⇒空気の出入りが感じられない。

<気道確保> >>>P.63
- 経口気管挿管が第一選択。外科的気道確保の準備も必要。

【呼吸】 >>>P.45
<視診>
- 呼吸数、胸郭の動き、呼吸補助筋の動き、胸壁動揺の有無など。
- 胸壁開放創の有無を検索。

<聴診>
- 呼吸音の左右差。

<触診>
- 頸部の気管偏位、皮下気腫、軋音の有無など。

【循環】
- 脈の状態 >>>P.48 、皮膚所見、CRT（capillary refill time）、意識レベル >>>P.54 。

【必要物品の準備】
- 一般的機材⇒酸素マスク >>>P.236 、心電図モニタ、パルスオキシメータ >>>P.248 。

- 画像診断⇒ FAST、超音波検査、胸部単純X線写真（ポータブル）

【Secondary survey】

【身体所見】

<問診>
- 呼吸困難 >>>P.92 、胸背部痛 >>>P.133 、血痰など。

<視診>
- 創傷、穿痛創、打撲痕など。
- 呼吸の状態、胸郭の動きなどを再評価 >>>P.45 。

<聴診>
- 左右の呼吸音（両側中腋窩線・鎖骨中線など2カ所以上）比較。

<触診>
- 握雪感、肋骨・胸骨の痛み、軋音の有無など。

看護のポイント

- 呼吸パターンの変化や皮下気腫の広がりに注意し、わずかな変化も見落とさないようにする。
- 気管挿管チューブ、胸腔ドレーンの位置がずれないように注意。
- 患者移動の際は、胸腔ドレナージシステムは必ず水封の状態にし、チューブは決してクランプしない。
- 長期臥床となる場合が多いので、褥瘡の合併に気をつけ、継続的な体位変換を心がける。
- 不穏状態の患者は各種チューブを抜いてしまう危険があるので、必要に応じて四肢体幹の抑制帯を使用する。

救急処置のポイント

気道閉塞	緊急気管挿管 >>>P.64 を行い、外科的に気道を確保する。
緊張性気胸	胸腔穿刺によって単純な気胸へと転換し、続いて胸腔ドレナージ >>>P.80 を施行する。
開放性気胸	胸腔ドレナージと開放創の閉鎖を行う。胸腔ドレナージがすぐに行えない時は、創を気密性のある被覆材で覆い、3辺テーピング法で対処する。
フレイルチェスト	ただちに気管挿管し、陽圧呼吸を行う。持続硬膜外ブロックなどによる除痛も重要。
大量血胸	出血性ショックに対する蘇生と、胸腔ドレナージ >>>P.80 を行う。
心タンポナーデ	心嚢穿刺 >>>P.84 により、心嚢内に貯留した血液を吸引する。十分な効果が得られない場合は、心膜開窓術を施行する。

Chapter 4 症状別・看護のポイント

骨盤外傷（こつばんがいしょう）

　骨盤外傷は、重大な機能障害と生命の危険につながりやすい損傷である。交通事故などの骨盤骨折に伴う大量出血が死亡原因となる例が多く、初期診療による迅速な診断と適切な処置が求められる。

　骨折（特に不安定型骨盤骨折）では、大量の後腹膜出血や重篤な合併損傷を伴うことが多い。鈍的外傷でショック状態を呈している場合も、骨盤骨折が原因であることを念頭に置くことが大切である。

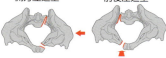

【部分不安定型】
側方圧迫型　　前後圧迫型
回旋方向に不安定で垂直方向は安定

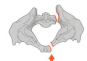

【完全不安定型】
垂直剪断型
回旋方向・垂直方向ともに不安定

初期治療と看護

【Primary survey】

【患者搬入前準備】

　出血性ショックとなる危険性が高い不安定型骨盤骨折など重篤な症状を想定し、以下の準備を怠りなく行う。

- 標準的感染予防策・加温輸液・X線撮影・CT・超音波検査装置・外傷救急カート。

【A・B・C・Dのチェック】
- 気道、呼吸、循環、意識を確認し、第一印象での重症度を宣言。

【骨折のチェック】
- 循環動態が不安定な外傷患者の場合、必ず骨盤正面X線を撮影し、骨折を確認。
- 骨盤周囲、会陰部の開放創・出血の確認。

> **注意!**
> Primary surveyの段階では、骨盤骨折を疑い異常可動性のチェックを行ってはならない。不安定型骨折がある場合、この動作が出血を促す可能性があるからである。

【Secondary survey】
重症意識障害がなくバイタルサインが安定してから、Secondary surveyに移る。

【骨盤外傷におけるSecondary surveyの目的】
- 身体所見の詳細な観察。
- Primary surveyで撮影したX線写真の再読影。
  ⇒骨折、尿路・直腸・婦人科臓器損傷などの見逃しはないかチェック。

看護のポイント

- 緊急性の非常に高い患者の場合、受傷後1時間以内に手術室または血管造影室へ搬送することが重要。その間の緊急時対応の看護上の手順について、平時より十分な準備と検討を重ねておく。
- 初期治療では、低体温にならないように配慮しつつ衣服を脱がし、気道、呼吸、循環、意識状態について迅速に評価する。
- 循環動態が不安定な状態では、CT撮影を決して行わない。

救急処置のポイント

画像診断	**＜単純X線検査＞** Primary surveyでは、骨盤正面X線像から骨折を診断。腸骨の左右対称、恥骨結合部の離開状況、第5腰椎横突起の骨折、仙腸関節の状態などを確認する。 **＜CT検査＞** Secondary surveyで、判別困難な骨盤骨折の存在の診断を行う。
骨盤外傷の身体所見	下肢の異常外旋・内旋位、腸骨翼部・恥骨部・陰部の皮下出血もしくは腫脹、下腹部の血腫、打撲痕など。
簡易的な骨盤安定化	シーツ（シーツラッピング）や専用ベルトを用いて、応急処置として骨盤安定を行う。あくまで一時的な処置で、長時間の使用はできない。
創外固定	両側の腸骨稜にピンを刺入し固定することで、骨折部からの出血を抑制する。
経カテーテル的動脈塞栓術（TAE）	セルディンガー法でカテーテルを動脈内に挿入操作し、血管造影によって骨盤骨折に伴い出血している部位を確認し、止血する。

症状別・看護のポイント

四肢外傷（ししがいしょう）

　外傷の中でも最も頻度の高い損傷。打撲、捻挫、靱帯損傷、筋腱損傷、創傷などの軟部組織損傷、脱臼、骨折、切断・離断が含まれる。

　生命に危機的影響を与えることは少なく、治療は機能の回復に主眼が置かれる。しかし、**致死的あるいは重篤な機能障害を残す場合もあり、初期治療時には救命処置が最優先**される。

【重度の四肢外傷】

生死にかかわる四肢外傷	主要動脈損傷（特に開放損傷）
	広範な軟部組織の挫滅を伴う開放骨折
	両側大腿骨骨折
	骨盤部の挫滅、不安定型骨盤骨折
	上腕・大腿部での切断
機能予後に重大な影響を与える四肢外傷	血管損傷
	開放骨折
	関節脱臼・関節内骨折
	コンパートメント症候群※
	末梢神経損傷
	広範囲軟部組織損傷

※組織内圧が上昇して細動脈の血行障害を引き起こし、筋腱神経組織が壊死に陥る障害。

初期治療と看護

【Primary survey】
【止血】
- 活動性の外出血⇒緊急の圧迫止血。
- 動脈性出血⇒出血部血管を結紮し止血。末梢の血行不全にも注意。

【蘇生】
- 輸液路を確保し、必要に応じて急速輸液・輸血による蘇生を開始する。
- 骨折が疑われる肢の末梢静脈は避ける。

【Secondary survey】
【身体所見】
- 外傷（開放創・打撲痕）の確認。
- 骨折に伴う変形、腫脹がないか。
- 圧痛、軋轢音の有無を触診。

【骨折の疑いがある場合】
- 2方向（正面・側面）のＸ線撮影で確認。

【開放骨折の場合】
- 6時間以内に確実な洗浄を行う。
- 洗浄に加えて組織除去（デブリドマン）も考慮。

【骨折による末梢神経損傷】
- 徒手筋力検査（MMT）で筋力評価を行う。

【四肢末梢の循環障害】
- 橈骨静脈、足背動脈の触知。
- 四肢末端の皮膚の色、温度の確認。

看護のポイント

- 初療時には骨折だけではなく、周囲の血管、神経を含めた軟部組織損傷にも注意を向ける。
- 動脈性出血が持続している時は、止血を優先。
- 血圧の測定や静脈ラインの確保は、損傷が疑われる四肢では決して行わない。
- 検査・処置までのあいだ、損傷部位の固定を続け、神経や血管がさらに損傷することを防止する。
- 整復・ギプス固定後、牽引後は、神経・循環障害やコンパートメント症候群の発症に注意する。

救急処置のポイント

止血 >>>P.70	創部を清潔なガーゼで保護し、圧迫止血を行う。出血が著しく広範囲な場合は、空気止血帯を使用。
輸液・輸血	必要に応じて行う。
四肢の固定	患部の安静／冷却／圧迫／挙上を行い、損傷部位の上下2関節を副木固定する。良肢位固定が基本。
切断指	湿らせたガーゼで被覆してビニール袋に入れ、さらに氷を入れたビニール袋内に入れて冷却保存。
薬品投与	開放性損傷では、破傷風やガス壊疽などの危険性があるので、破傷風トキソイドやグロブリンを投与する。
緊急手術	開放性骨折、切断肢、骨癒合の困難な部位、らせん骨折、粉砕骨折では、状況に応じて手術を施行する。

Chapter 4 症状別・看護のポイント

脊髄損傷（せきずいそんしょう）

　強い外力が加えられることで、脊髄に損傷をうける病態。転落、交通事故、スポーツ、頸背部への打撲などが主な原因となる。

　脊髄損傷は、中枢神経損傷による機能障害や致死的な状況をもたらす可能性の高い障害である。典型的な脊髄損傷では、障害レベル以下の弛緩性麻痺、感覚脱出、反射の喪失をきたし、すべての脊髄機能を一時的に消失する脊髄ショックを起こす。

　脊髄損傷の程度は、麻痺の状態によって完全型と不完全型に分類される。完全型は、損傷部以下すべての知覚、運動機能が消失する。不完全型は、脊髄内の損傷部位によって何らかの知覚・運動機能が温存される。

脊髄不完全麻痺の病型

麻痺した部位

ブラウン・セカール症候群
損傷側の運動麻痺
深部知覚低下

前脊髄動脈症候群

損傷部以下の
完全麻痺
温痛覚障害

中心性脊髄症候群

下肢より
上肢に強い
麻痺
温痛覚障害

【脊髄損傷の重症度分類】

A	**Complete：完全麻痺**	損傷部以下の運動・知覚完全麻痺。
B	**Sensory only：運動喪失・知覚残存**	損傷部以下の運動は完全麻痺だが、仙髄域などに知覚が残存する。
C	**Motor useless：運動不全**	損傷部以下にわずかに随意運動機能が残存。ただし実用的運動は不能。
D	**Motor useful：実用的運動機能残存**	損傷部以下にかなり随意運動機能が残存。補助具・補助員を要する場合もあるが、歩行可能。
E	**Recovery：回復**	神経脱落症状を認めない。ただし反射の異常は残ってもよい。

 初期治療と看護

【脊椎の保護】

　脊髄損傷患者の初期治療において最も大切なことは、損傷の悪化を防ぐことである。したがって、脊椎の保護・固定が保たれていることが前提条件になる。脊椎カラーを装着し、必要に応じて用手的正中固定法で頸椎を保持する。

【Primary survey】
【気道】
　口腔内を吸引しても上気道閉塞が改善しない場合、気道を確保する。

頸椎カラーを一旦開放する場合は、頸部の正中中間位での保持が必要となる。
　看護師は気管挿管や外科的気道確保の介助役として患者の頭部を保持したり、体位にも気を配る。

【呼吸】
　SpO_2 低下（低酸素血症）や換気不良が改善されない場合、気管挿管が必要となる。呼吸停止の場合も、頸椎を保護しながら緊急気管挿管を行うので、その介助を行う。

【循環】
　相対的徐脈と低血圧は、脊髄損傷に伴う神経原性ショックの可能性がある。その他、急性期外傷を原因とする出血性ショックや閉塞性ショックなどには、気管挿管が適応となる。

【意識】
　GCS 合計点 8 以下や意識障害を伴う脳ヘルニア（切迫するD）も気管挿管の適応となる。

【Secondary survey】

【頸部観察】
　所見がとれる場合、視診・触診・聴診による前頸部の観察、後頸部正中の圧痛の有無を確認。所見がとれない場合は、画像診断にゆだねる。

【直腸診】
　肛門括約筋の緊張、随意的な肛門収縮の有無を確認する。

【四肢】
　手足の麻痺、感覚障害、深部腱反射を確認する。

【背面観察】
　足先までの Secondary survey 終了後は、バイタルサインを確認後、脊椎に負担をかけないように背面観察を行う。

看護のポイント

- 突然嘔吐した場合、頭部のみを横に向けるのは禁忌。
- 嘔吐の危険のある患者は、誤嚥・窒息を避けなければならない。吸引の準備などの考慮が必要。
- 頸椎カラーを装着しても頸椎の固定は完全ではないので、搬送時には常に注意する。
- 体位変換を行うときは、必ずログロール法を用いる。
- 頸椎カラーなどの接触部位を頻繁に確認し、褥瘡を予防する。皮膚を清潔に保ち、ベッドなどの硬い部分に体が当たらないように配慮する。
- 完全麻痺か不完全麻痺かの判定は、脊髄ショックの時間を過ぎないと行えない。診断には時間がかかるので、本人や家族への病状説明も経過をみながら慎重に行う。

救急処置のポイント

脊椎固定	スパインボード、頸椎カラーなどで脊椎の固定を保つ。
気道確保	● 自発呼吸の有無、胸式呼吸か横隔膜呼吸かを観察する。 ● 必要に応じて気管挿管を行い、換気を補助する。
静脈路確保	徐脈、血圧低下に対して、必要に応じて昇圧薬を投与する。
尿量測定	尿カテーテルを挿入し、尿量を測定する。

主な検査

単純X線検査
骨折、脱臼の有無、脊椎の不安定性の程度を判断する。

CT検査
高度な異常が疑われる部位にはCTを実施する。

MRI検査
脊髄損傷の型と位置の同定に有用。靭帯損傷や外傷性椎間板ヘルニアなど軟部組織の有無も鑑別する。

血液検査
赤血球数、白血球数、血小板数、Hb量、Ht量などの血液一般検査。電解質、AST、ALT、BUNなどの血液生化学検査を行う。

尿検査
糖、たんぱく、沈渣、浸透圧などを調べる。

動脈血ガス分析
呼吸障害時に行う。

COLUMN

【脊髄損傷患者のX線撮影】

頸椎の単純X線は、側面・正面・開口位の3方向を撮影する。撮影時には、患者のそばについて脊椎が動揺しないように十分な注意が必要。また側面の撮影では、第7頸椎が十分に映るように、患者の肩関節が頸椎にかからないよう体位を工夫するとよい。

Chapter 5 救命器具の使い方

- 232 救急カート
- 235 酸素投与に用いる器具① バッグ・バルブ・マスク
- 236 酸素投与に用いる器具② 酸素マスク
- 237 酸素投与に用いる器具③ ベンチュリーマスク
- 238 気道確保に用いる器具① 気管挿管
- 241 気道確保に用いる器具② 口咽頭エアウェイ
- 242 気道確保に用いる器具③ 鼻咽頭エアウェイ
- 243 気道確保に用いる器具④ ラリンジアルマスク
- 244 静脈路確保に用いる器具 中心静脈カテーテル
- 246 計測に用いる器具① スワン-ガンツカテーテルモニタ
- 248 計測に用いる器具② パルスオキシメータ
- 249 除細動器

Chapter 5 救命器具の使い方

救急カート

　救急カートは、呼吸や循環の危機的状態からの救命を目的とした、様々な医療機器・薬品をそろえたカート。緊急時にいつでも使用できるように、常に整理・整頓された状態にしておくこと。

準備のポイント

- 1段目の輸液・薬剤は、使用頻度の高い順に前から並べる。混乱を避けるために、全病棟で統一しておくことが望ましい。
- 2段目以降は部署によって配置する物品が変わってくる。
- 薬品と物品は定期的に点検・補充する。薬品は定数、有効期限、アンプル破損の有無を必ずチェックする。
- 注射用シリンジは無色、それ以外の目的で使用するシリンジは緑色に分ける例が多い。
- キシロカインやKClといった事故に結びつく可能性のある薬剤は常備しない。

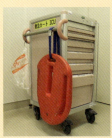
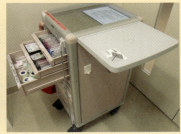

収納物品の例

1段目は輸液・薬剤、2段目は部署に応じた薬剤、3段目以降は挿管や酸素投与などに必要な物品が入る。

主な用途	器具類	付属物品
気道確保	●開口器　●舌鉗子　●経口エアウェイ　●経鼻エアウェイ	
気管挿管	●気管チューブ　●喉頭鏡 ●スタイレット ●バッグ・バルブ・マスク（リザーバ付き） ●ジャクソンリース	●固定用綿テープ ●バイトブロック ●緑色シリンジ ●キシロカインゼリー
人工呼吸	●酸素マスク　●鼻カニューラ ●酸素流量計　●酸素ボンベ	●ヘッドバンド
注射	●注射針　●シリンジ　●ロック付きシリンジ	
輸液・輸血	●輸液セット ●静脈留置針 ●アンギオキャス	●延長チューブ ●三方活栓 ●保護栓 ●駆血帯 ●アルコール綿 ●布判 ●固定用テープ
カテーテル	●中心静脈カテーテル ●観血式動脈圧測定用カテーテル ●肺動脈カテーテル　●血液浄化用カテーテル ●バルーンカテーテル	
その他	●胸骨圧迫用背板　●ペンライト ●滅菌手袋　●未滅菌手袋 ●創傷被覆材 ●膿盆　●血液ガスキット	

救急カートに常備する収納薬品の例

【救急薬剤】

アドレナリン	注射液	ヒドロコルチゾンコハク酸エステルナトリウム	注射液
ニカルジピン (2mg/2mL)	注射液	アミノフィリン水和物	注射液
		フロセミド (20mg/2mL)	注射液
エフェドリン	注射液	ミダゾラム	注射液
グルコン酸 カルシウム	注射液	0.3% ドパミン	注射液
ノルアドレナリン	注射液	アトロピン	注射液／静注
		ニトログリセリン	注射液／錠剤
		注射用蒸留水	20mL

【輸液製剤】

ジソピラミドリン	静注	生理食塩水	20mL、 100mL、 500mL
ベラパミル	静注	20% ブドウ糖液	20mL
ヘパリンナトリウム 注5千単位	静注	5% ブドウ糖液	20mL
メキシレチン	静注	50% ブドウ糖液	20mL
炭酸水素ナトリウム	静注	ヒドロキシエチルデンプン配合剤	500mL
メチルプレドニゾロンコハク酸エステルナトリウム	静注	酢酸リンゲル液	500mL

救命器具の使い方

酸素投与に用いる器具①
バッグ・バルブ・マスク

バッグ・バルブ・マスクは、鼻と口を覆うマスク、一方向弁が2カ所についたバルブ、自動膨張するバッグからなる。一般的に成人用のバッグでは約1600mLの容量がある。

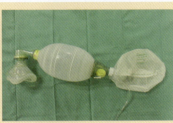

高濃度酸素を供給できるように、リザーバは必ず取り付ける。

【一人の場合】

患者の頭側の位置につき、マスクの上部を親指と人差し指で持ちながら他の指で下あごを引き上げる。

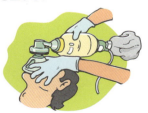

【二人の場合】

一人が患者に頭の位置について患者を支える。もう一人は患者の胸が上がるまでゆっくりバッグを押す。

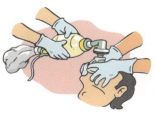

救命器具の使い方

酸素投与に用いる器具②
酸素マスク

酸素マスクを使うと、鼻と口を覆うマスクを顔面に密着させてしっかり酸素を投与できる。フェイスマスク、リザーバフェイスマスクなどがある。

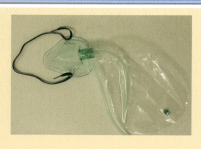

中央配管の場合は加湿びんと酸素流量計、酸素ボンベ使用の場合は圧力計を接続する。

【フェイスマスク】

マスクを顔面に密着させ、ゴムバンドを両耳にかけて固定する。流量は5～8L／分。

【リザーバフェイスマスク】

フェイスマスクより高濃度の酸素を投与できる。さらに高濃度の一方向弁付タイプもある。

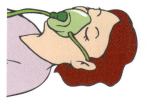
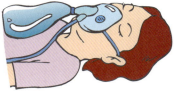

酸素投与に用いる器具③
ベンチュリーマスク

　高流量吸入や一定濃度の酸素投与に向いたマスク。フェイスマスクの酸素チューブ側にベンチュリーを設け、100％酸素に室内空気を混合させる。

　空気取り込み口の径を変える（アダプターを交換する）ことで、酸素濃度と流量を調整できる。

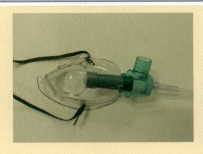

【使い方】
❶ マスクを顔面に密着させ、両端のゴムバンドを両耳にかけて固定する。
❷ 調整の範囲は、4L（流量／分）24％（酸素濃度）〜12L50％まで。

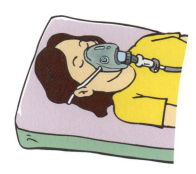

Chapter 5 救命器具の使い方

気道確保に用いる器具①
気管挿管

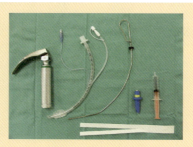

　気管挿管は、下顎挙上法による気道確保後にバッグ・バルブ・マスクなどで十分な酸素を投与してから行う。より確実な気道確保の方法。必要部品は以下のとおりである。

①喉頭鏡
　喉頭部の観察に用いられる内視鏡。ブレード部の形状にはL型と曲型（マッキントッシュ型）の2タイプがある。

②気管チューブ
　気管内に留置して気道を確保するためのチューブ。

③スタイレット
　気管チューブ内に挿入する金属棒で、挿管時にチューブの形状を保つために使用する。

④バイトブロック
臼歯部に噛ませて開口状態を維持させる。プラスチック製やゴム製が主流。

⑤その他
○潤滑剤
○絆創膏（プラスター）
○カフ用注射器
気管チューブのカフ圧を調整するための注射器。

気管挿管の手順

❶枕やバスタオルを使って頭部を高くし（10〜20cm）、指交差法で開口する。
❷喉頭鏡を左手で握って右口角から挿入し、舌を左側に完全によせる。
❸ブレードの先端を喉頭蓋谷に進め、気管入口部の声帯が見えたら、その状態を保つ。
❹気管チューブを持って、声帯を越える位置までカフを挿入する（カフ部には挿入前に潤滑剤を塗布）。
❺スタイレットを静かに抜き去る。
↓

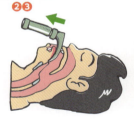

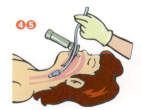

❻喉頭鏡を外し、カフ用注射器でカフ漏れがない最小限の空気を入れる。
❼気管チューブをバイトブロックとともに絆創膏で固定する。
❽医師の指示により、人工呼吸器などに接続する。

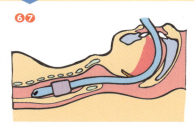

 気管挿管の確認

気管挿管は確実に気道確保できる手技であるが、挿管が不適切な場合は致命的な事態になりかねない。実施後は確実な確認を行うこと。

＜気管内に挿入されているか＞
❶チューブが声門を越えているかを確認。
❷換気して心窩部で"ゴボゴボ"音（gurgling）がないことを確認。
❸換気で胸部が挙上するかを確認。
❹肺野の呼吸音を聴取確認。

＜片肺挿管でないかどうか＞
❶胸部が左右均等に挙上するかを確認。
❷呼吸音に左右差がないか聴取確認。
❸胸部単純X線でチューブ先端の位置確認。

救命器具の使い方

気道確保に用いる器具②
口咽頭エアウェイ

意識障害者の舌根沈下による気道閉塞を防ぐための器具。舌根部を押し上げて気道を開通させる。

材質はプラスチック製や金属製。患者に合わせて使用するサイズに注意する。

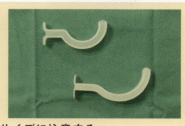

【サイズの選択】
エアウェイを顔の側面にあて、先端が口角の位置にあるときに湾曲した先が下顎角に一致するサイズを選ぶ。

【使い方】
❶指交差法で開口する。
❷エアウェイの山側が下歯に当たる向きで入れ、先端が軟口蓋に達したら、舌を湾曲部に乗せて180度回転させる。
❸そのまま下喉頭まで挿入する。

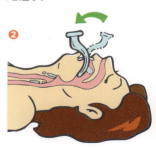

Chapter 5 救命器具の使い方

気道確保に用いる器具③ 鼻咽頭エアウェイ

意識障害者が開口困難な場合でも挿入可能な器具。鼻腔から咽頭までの舌根を越えるところまでチューブを入れ、気道を確保する。

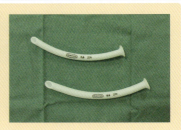

【サイズの選択】
鼻から耳たぶまでの距離と一致するサイズを選ぶ。

【使い方】
❶ エアウェイにキシロカインゼリーを塗布する。
❷ 鼻梁に沿って入れるのではなく、ベッド面と垂直になるように挿入する。
❸ つかえる時には、反対の鼻孔から入れる。それでも抵抗があるなら、捻りながら入れてみる。

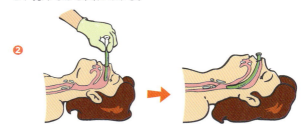

気道確保に用いる器具④
ラリンジアルマスク

チューブ先端についたシリコンゴム製の小さなマスクを喉頭の入り口まで挿入。カフを膨らませると、声門を覆って気道を確保する。
心肺停止や呼吸停止患者、嘔吐反射のない昏睡患者に使用する。

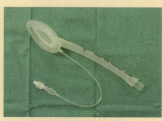

【使い方】
❶ カフのエアを十分抜いて、表面にキシロカインゼリーを塗布する。
❷ 片方の手でチューブ基部を持ち、反対の手で頭部を後屈して挿入する。
❸ 口蓋に押しつけながら、それ以上進まなくなるところまで挿入したら、カフにエアを入れて膨らませる。

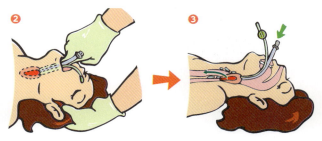

Chapter 5 救命器具の使い方

静脈路確保に用いる器具
中心静脈カテーテル

中心静脈圧の測定、中心静脈からの薬物投与、末梢静脈からは安全に投与できない高カロリー輸液などを目的として中心静脈に挿入するカテーテル。

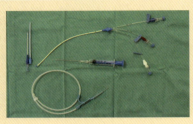

カテーテルには単孔式と多孔式があり、口径、長さにも多くの種類がある。穿刺部位、使用目的に応じて選択する。

挿入方法には、外筒を介して挿入する方法と、ガイドワイヤを介して刺入する方法（セルディンガー法）がある。

 必要な物品

物品	備考
●消毒薬	ポビドンヨードなど
●滅菌手袋、滅菌シーツ、帽子、マスク	清潔操作のために使用
●１％キシロカイン、23Gカテラン針、5 mL注射器	局所麻酔のために使用

●中心静脈カテーテルキット	消毒用綿球、穴あきドレープ、シリンジ各種、注射針、穿刺針、ガーゼ、メス、ガイドワイヤ、ダイレータ、カテーテル、カテーテル固定具などが入っている
●輸液セット、三方活栓、延長チューブ	輸液はヘパリン加生理食塩水を使用
●持針器、縫合針、縫合糸、剪刀、被覆材	カテーテル固定と被覆のために使用
●各種モニタ	血圧計、パルスオキシメータ、心電計

各部位挿入のポイント

穿刺部位	長所	短所
内頸静脈	● 技術的に容易 ● 出血時に圧迫操作が容易	● 固定性がやや悪い ● まれに気胸の合併症
鎖骨下静脈	● 固定性がよい ● 感染の合併症が少ない	● 気胸・血胸の合併症 ● 技術的に難しい ● 穿刺時や出血時に止血操作が困難
大腿静脈	● 技術的に容易 ● 出血時に圧迫操作が容易 ● 気胸・血胸の合併症がない	● 感染しやすい ● 血栓を形成しやすい ● 体動時に不便
末梢静脈	● 技術的に容易 ● 出血時に圧迫操作が容易 ● 固定性がよい ● 気胸・血胸の合併症がない	● 挿入距離が長く、途中でつかえることがある ● 肘の屈曲で滴下速度が変化することがある ● 静脈炎や血栓形成を起こしやすい

Chapter 5 救命器具の使い方

計測に用いる器具①
スワン-ガンツカテーテルモニタ

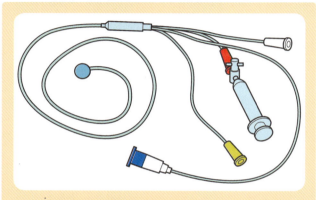

　役割の異なる数種類のカテーテルを一本に集め、一度に数種類の患者データをモニタリングできる、重症患者の循環系機能評価に欠かせないモニタ。
　肺動脈圧（PAP）、右心室圧、右心房圧（RAP）、肺動脈楔入圧（PCWP）、心拍出量を測定できる。
　中心静脈穿刺を使用して、右内頸静脈に挿入するのが一般的である。カテーテルは血流に乗って右心房⇒右心室⇒肺動脈に入り、バルーンの径と一致した場所で楔入される。

【適応】
- 急性心筋梗塞、心不全などの心機能評価。
- 重症患者に対する集中治療時の循環系機能評価。

計測法

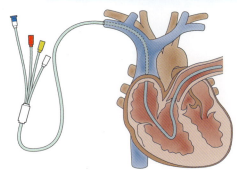

カテーテル挿入部位

- 体位は水平仰臥位を原則とする。
- 計測初時やベッドを動かした際は、必ず0点校正を行う。
- 肺動脈圧（PAP）、右心房圧（RAP）は表示数値を記録する。
- PCWPは吸気終末の圧を読み取るか、平均圧を取る。
- SvO_2（混合静脈血酸素飽和度）、CCO（連続心拍出量）の測定は、較正が終了後に表示データを記録する。

Chapter 5 救命器具の使い方

計測に用いる器具②
パルスオキシメータ

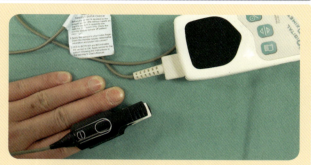

経皮的動脈血酸素飽和度（SpO$_2$）と脈拍数を連続測定する装置で、呼吸困難を訴える患者に対しては必須の計測器具。

SpO$_2$値が75％以上ならば信頼性は高いが、CO中毒、高度の貧血などでは数％の誤差が生じる。また、脈波、心拍のない時には測定できない。

SpO$_2$測定検査値の基準値

- 正常値は通常96〜99％。
- 95％弱だとやや低め、90％以下は呼吸不全に陥っている場合がある。
- 90％以下の場合は、すみやかに酸素投与を開始する。

除細動器

除細動とは心拍を正常洞調律に回復させることで、薬物的除細動と電気的除細動がある。

電気的除細動には、致死的不整脈に対する同期除細動と、それ以外の頻脈性不整脈に対する非同期除細動がある。

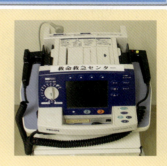

マニュアル除細動器の準備

- モニタがついていないタイプのものは、除細動器と心電図モニタが必要。
- 充電式の機器は、日頃から充電の確認をする。
- 通電用のペーストあるいはゲルパッドの用意。
- 絶縁用手袋も用意できるとよい。

【電極の位置】

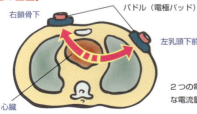

右鎖骨下　　パドル（電極パッド）
左乳頭下前腋窩線上
心臓

２つの電極は、心臓に十分な電流量が通る距離に置く。

Chapter 6 救急治療で使う薬品

- 251 心肺蘇生における薬物投与
- 252 心肺蘇生で使う主な薬品
- 254 救急治療で使う主な薬品

心肺蘇生における薬物投与

　心停止に対して**何よりも優先されるのは、胸骨圧迫を中心とした質の高いCPR(心肺蘇生)**である。投薬の重要性は、質の高いCPRと迅速な除細動には及ばない。薬剤による生存退院や神経学的予後への影響を調べたほとんどの研究では、薬剤がCPRの質をコントロールするまでには至っていない。
　心肺蘇生における薬物投与は、以上の認識から投与経路の優先順位が決められている。

静脈内投与

　薬物・輸液の投与は、末梢静脈路の確保が第一選択となる。蘇生を行うほとんどのケースでは、中心静脈路を必要としない。中心静脈路確保は、CPRの中断を招く可能性があり、中心静脈挿入中のCPRによって血管損傷や血腫などの合併症を起こすおそれもある。
　一方、末梢静脈路確保ならばCPRを中断することはない。ただし、末梢静脈からの投与では中心静脈到達までに一般的には1～2分の時間を要することを念頭に置く必要がある。

骨髄内投与

　静脈路確保が難しい場合、あるいは確保に時間を要する場合は、骨髄路を確保して薬物・輸液を投与する。
　静脈内投与が可能な薬物・輸液は、骨髄内投与も可能である。また、骨髄路確保はすべての年齢層で可能である。

Chapter 6 救急治療で使う薬品

心肺蘇生で使う主な薬品

アドレナリン（ボスミン）	適応	●心停止（心室細動、無脈性心室頻拍、無脈性電気活動、心静止） ●症候性徐脈 ●高度の低血圧 ●アナフィラキシー
	用法	心停止時は1mgを3～5分ごとに投与。その後、20mLの生理食塩液で後押しする
	注意	血圧上昇と心拍数増加により、心筋虚血・狭心症・心筋酸素需要量の増大を引き起こす可能性がある高用量投与（0.07～0.2mg/kg）の初回投与は、有意な効果がなく、蘇生後の心筋機能不全増大を引き起こす可能性があるので、特殊な適応以外は推奨されない
アミオダロン（アンカロン）	適応	●再発性心室細動 ●再発性の血行動態不安定な心室頻拍
	用法	日本では、125mg（2.5mL）を10分間かけて投与。必要に応じて125mgを同様に再投与
	注意	血清カリウム値が低下している患者、Ⅰa群・Ⅲ群抗不整脈投与中の患者、他のQT時間延長作用が知られる薬物投与中の患者への併用は避ける。間質性肺炎や甲状腺機能障害の既往歴がある患者への投与はできるだけ避ける
ニフェカラント塩酸塩（シンビット）	適応	●心室細動 ●無脈性心室頻拍
	用法	0.3mg/kgを5分間で静脈内投与
	注意	QT延長、催不整脈、徐脈、Torsadesdepointes（トルサード・ド・ポアンツ型心室頻拍）、局所の静脈炎などの副作用を考慮すること

※薬品名の表記は「一般名（製品名）」の順になっています。

アトロピン (硫酸アトロピン)	適応	●症候性洞性徐脈 ●房室ブロック（房室結節レベルのブロック）
	用法	徐脈に対しては、必要に応じて 0.5mg を静注。総投与量が 3mg を超えないように 3〜5 分ごとに反復投与。重症の場合は投与間隔を短縮し（3 分ごと）て増量。 有機リン中毒の場合は、超大量（2〜4mg またはそれ以上）が必要な場合もある
	注意	心拍数の増加により、心筋虚血の悪化・梗塞範囲の拡大の可能性があるので、慎重に投与すること。 投与量が 0.5mg 未満の場合、副交感神経が優位となり、かえって心拍数を減少させる場合がある
硫酸マグネシウム (マグネシウム)	適応	● Torsades de pointes（トルサード・ド・ポアンツ型心室頻拍） ●難治性心室細動で低 Mg 血症が疑われる場合
	用法	Torsades de pointes に対しては、1〜2g を 50〜60 分かけて投与、その後 0.5〜1g/ 時で持続静注。 心室細動に対しては、1〜2g を急速静注
	注意	急速投与によって、血圧低下や心静止を引き起こすことがあるので注意する。 腎不全の場合、体液過剰が起こることがあるので注意する
炭酸水素 ナトリウム (メイロン)	適応	●高カリウム血症 ●糖尿病性ケトアシドーシスあるいは三環系抗うつ薬、アスピリンなどの薬物中毒 ●有効な換気下で蘇生が長時間行われた場合 ●長時間の心停止後に自己心拍が再開した後
	用法	初回は 1mEq/kg を投与。その後は動脈血ガス分析の結果に基づいて投与
	注意	塩基欠乏量を補正しすぎないように控えめに投与する。 心停止患者へのルーチン使用は推奨されていない

Chapter 6 心肺蘇生で使う主な薬品

Chapter 6 救急治療で使う薬品

救急治療で使う主な薬品

【ア行】

亜硝酸アミル (亜硝酸アミル)	適応	●シアンおよびシアン化合物による中毒 ●狭心症
	主な副作用	メトヘモグロビン血症、チアノーゼ、溶血性貧血
	主な禁忌	心筋梗塞急性期の患者、閉塞隅角緑内障の患者、頭部外傷または脳出血の患者、高度の貧血の患者、硝酸・亜硝酸エステル系薬剤に対し過敏症の既往歴のある患者、ホスホジエステラーゼ5阻害剤投与中の患者
アスピリン (バイアスピリン)	適応	●狭心症 ●心筋梗塞 ●虚血性脳血管障害における血栓 ●塞栓形成の抑制
	主な副作用	ショック、アナフィラキシー様症状、出血、皮膚粘膜眼症候群
	主な禁忌	消化性潰瘍のある患者、アスピリン喘息またはその既往歴のある患者、出産予定日12週以内の妊婦
アセチルシステイン (アセチルシステイン)	適応	●アセトアミノフェン過剰摂取時の解毒
	主な副作用	過敏症、嘔気・嘔吐などの胃腸障害、スルフヘモグロビン血症
アデノシン三リン酸二ナトリウム (アデホス)	適応	●発作性上室性頻拍
	主な副作用	ショック様症状
	主な禁忌	WPW症候群に合併した心房細動。 脳出血直後の患者（脳血管拡張により、再出血のおそれがある）、 気管支喘息の患者には慎重投与

※薬品名の表記は「一般名（製品名）」の順になっています。

アミノフィリン水和物 (ネオフィリン)	適応	●気管支喘息 ●喘息性気管支炎 ●肺性心、うっ血性心不全 ●肺水腫 ●心臓喘息 ●チェーン・ストークス呼吸 ●閉塞性肺疾患（肺気腫、慢性気管支炎等）における呼吸困難 ●狭心症 ●脳卒中発作急性期
	主な副作用	ショック、急性脳症、けいれん、消化管出血、貧血、意識障害、横紋筋融解症、肝機能障害、心悸亢進、頻脈、不整脈、頭痛
	主な禁忌	キサンチン系薬剤の投与により重篤な副作用がみられた患者
アルテプラーゼ (グルトパ)	適応	●急性心筋梗塞における冠動脈血栓の溶解 ●肺梗塞
	主な副作用	脳出血、消化管出血、肺出血、出血性脳梗塞、脳梗塞、ショック、心破裂、重篤な不整脈
	主な禁忌	出血している（出血のおそれのある）患者、重篤な高血圧症の患者、重篤な肝障害のある患者、急性膵炎の患者
イソプロテレノール (プロタノール)	適応	●徐脈 ● Torsades de pointes（ペーシングまでの応急使用） ●気管支喘息
	主な副作用	心筋虚血、重篤な血清カリウム値の低下
	主な禁忌	特発性肥大性大動脈弁下狭窄症の患者、ジギタリス中毒の患者、カテコールアミン製剤との併用は避ける

Chapter 6 救急治療で使う薬品

インスリン (ヒューマリンR)	適応	●インスリン治療が適応となる糖尿病
	主な副作用	低血糖、アナフィラキシーショック、血管神経性浮腫
	主な禁忌	低血糖症状を呈している患者
ウリナスタチン (ミラクリッド)	適応	●急性膵炎 ●急性循環不全（出血性ショック・細菌性ショック・外傷性ショック・熱傷性ショック）
	主な副作用	ショック
	注意	本剤の投与は緊急時に十分対応できる医療施設において、患者の状態を観察しながら行う
ウロキナーゼ (ウロナーゼ)	適応	●脳血栓症 ●末梢動・静脈閉塞症
	主な副作用	出血性脳梗塞・脳出血・消化管出血等の出血、ショック
	主な禁忌	止血処置が困難な患者、頭蓋内あるいは脊髄の手術または損傷を受けた患者（2カ月以内）、動脈瘤がある患者

【カ行】

カルシウム (カルチコール)	適応	●高カリウム血症 ●低カルシウム血症
	主な副作用	高カルシウム血症、結石症
	主な禁忌	強心配糖体の投与を受けている患者、高カルシウム血症の患者、重篤な腎不全のある患者
カルペリチド (ハンプ)	適応	●急性心不全（慢性心不全の急性増悪期を含む）
	主な副作用	血圧低下、低血圧性ショック、徐脈、電解質異常、心室性不整脈、赤血球増加、重篤な肝機能障害、重篤な血小板減少
	主な禁忌	重篤な低血圧または心原性ショックのある患者、右室梗塞のある患者、脱水症状の患者

※薬品名の表記は「一般名（製品名）」の順になっています。

クエン酸マグネシウム (マグコロール)	適応	●急性中毒時の下剤（適応外使用）
	主な副作用	マグネシウム中毒
	主な禁忌	消化管に閉塞のある患者またはその疑いのある患者、および重症の硬結便のある患者、急性腹症が疑われる患者
グリセオール (グリセロール)	適応	●頭蓋内圧亢進・頭蓋内浮腫の治療 ●頭蓋内圧亢進・頭蓋内浮腫の改善による次の疾患に伴う意識障害・神経障害・自覚症状の改善：脳梗塞（脳血栓・脳塞栓）・脳内出血・くも膜下出血・頭部外傷・脳腫瘍・脳髄膜炎
	主な副作用	アシドーシス
	主な禁忌	先天性のグリセリン・果糖代謝異常症の患者、成人発症Ⅱ型シトルリン血症の患者
クロルプロマジン (コントミン)	適応	●催眠・鎮静・鎮痛剤の効力増強 ●悪心・嘔吐　●吃逆
	主な副作用	悪性症候群、突然死、心室頻拍、再生不良性貧血、白血球減少
	主な禁忌	昏睡状態・循環虚脱状態の患者、バルビツール酸誘導体・麻酔剤等の中枢神経抑制剤の強い影響下にある患者、アドレナリンを投与中の患者
ケタミン塩酸塩 (ケタラール)	適応	●手術、検査および処置時の全身麻酔・吸入麻酔の導入
	主な副作用	急性心不全、呼吸抑制、無呼吸、舌根沈下、けいれん、覚せい時反応
	主な禁忌	脳血管障害、高血圧、脳圧亢進症および重症の心代謝不全の患者、けいれん発作の既往歴のある患者
コルホルシンダロパート塩酸塩 (アデール)	適応	●急性心不全でほかの薬剤を投与しても効果が不十分な場合
	主な副作用	動悸・頻脈、心室性期外収縮
	主な禁忌	肥大型閉塞性心筋症のある患者、高度の大動脈狭窄または僧帽弁狭窄などのある患者

Chapter 6 救急治療で使う薬品

【サ行】

サルブタモール硫酸塩 (ベネトリン)	適応	●気管支喘息・小児喘息・肺気腫・急性気管支炎・慢性気管支炎・肺結核の気道閉鎖性障害に基づく諸症状の緩解
	主な副作用	重篤な血清カリウム値低下
ジアゼパム (セルシン)	適応	●てんかん様重積状態におけるけいれんの抑制 ●有機リン中毒・カーバメート中毒におけるけいれんの抑制(適応外使用)
	主な副作用	舌根沈下による気道閉塞、循環性ショック、呼吸抑制、刺激興奮、錯乱、依存性
	主な禁忌	急性狭隅角緑内障のある患者、重症筋無力症のある患者、ショック・昏睡・バイタルサインの抑制のみられる急性アルコール中毒の患者、リトナビル(HIV プロテアーゼ阻害剤)を投与中の患者
ジクロフェナクナトリウム (ボルタレンサポ)	適応	●慢性関節リウマチ・変形性関節症・腰痛症・後陣痛の鎮痛・消炎 ●手術後の鎮痛・消炎
	主な副作用	ショック、出血性ショックまたは穿孔を伴う消化管潰瘍、再生不良性貧血、溶血性貧血、無顆粒球症、血小板減少
	主な禁忌	重篤な血液異常・肝障害・腎障害・高血圧症・心機能不全の患者、消化性潰瘍・直腸炎・直腸出血・痔疾の患者、アスピリン喘息またはその既往歴のある患者、インフルエンザの臨床経過中の脳炎・脳症の患者、妊婦または妊娠の可能性のある患者

※薬品名の表記は「一般名(製品名)」の順になっています。

ジゴシン (ジゴキシン)	適応	●次の疾患に基づくうっ血性心不全：先天性心疾患・弁膜疾患・高血圧症・虚血性心疾患（心筋梗塞・狭心症など）・肺性心（肺血栓・塞栓症・肺気腫・肺線維症などによるもの）・その他の心疾患（心膜炎・心筋疾患など）・腎疾患・甲状腺機能亢進症ならびに低下症など ●心房細動・心房粗動による頻脈 ●発作性上室性頻拍 ●次の際における心不全および各種頻脈の予防と治療：手術・急性熱性疾患・出産・ショック・急性中毒
	主な副作用	高度の徐脈、二段脈、多源性心室性期外収縮・発作性心房性頻拍
	主な禁忌	房室ブロック・洞房ブロックのある患者、ジギタリス中毒の患者、閉塞性心疾患のある患者
硝酸イソソルビド (ニトロール)	適応	●急性心不全 ●不安定狭心症 ●冠動脈造影時の冠攣縮緩解
	主な副作用	ショック、心室細動、心室頻拍
	主な禁忌	重篤な低血圧または心原性ショックのある患者、Eisenmenger症候群または原発性肺高血圧症の患者、右室梗塞の患者、脱水症状のある患者
ジルチアゼム (ヘルベッサー)	適応	10・50mg：上室性頻脈性不整脈、手術時の異常高血圧の救急処置、高血圧性緊急症、不安定狭心症 250mg：高血圧性緊急症、不安定狭心症
	主な副作用	完全房室ブロック、高度徐脈、心停止、うっ血性心不全
	主な禁忌	重篤な低血圧あるいは心原性ショックのある患者、Ⅱ度以上の房室ブロック・洞不全症候群のある患者、重篤なうっ血性心不全の患者、妊婦または妊娠の可能性がある患者

Chapter 6 救急治療で使う薬品

生理食塩液 (生理食塩液)	適応	●細胞外液欠乏時 ●ナトリウム欠乏時
	主な副作用	大量・急速投与による血清電解質異常、うっ血性心不全、アシドーシス

【タ行】

チアミラールナトリウム (チトゾール)	適応	●全身麻酔 ●全身麻酔の導入 ●局所麻酔剤・吸入麻酔剤との併用
	主な副作用	ショック、呼吸停止、呼吸抑制
	主な禁忌	ショックまたは大出血による循環不全・重症心不全の患者、急性間欠性ポルフィリン症の患者、アジソン病の患者、重症気管支炎の患者、バルビツール酸系薬物に対する過敏症の患者
D-マンニトール (マンニットール)	適応	●術中・術後・外傷後および薬物中毒時の急性腎不全の予防および治療 ●脳圧降下および脳容積の縮小を必要とする場合 ●眼内圧降下を必要とする場合
	主な副作用	大量投与による急性腎不全、電解質異常
	主な禁忌	急性頭蓋内血腫のある患者
ドパミン塩酸塩 (イノバン)	適応	●急性循環不全（心原性ショック・出血性ショック）で次のような状態に使用 ①無尿・乏尿や利尿剤で利尿が得られない状態 ②脈拍数の増加した状態 ③他の強心・昇圧剤により副作用が認められたり、好ましい反応が得られない状態
	主な副作用	不整脈、動悸、嘔気、嘔吐、四肢冷感などの末梢の虚血、静脈炎、麻痺性イレウス
	主な禁忌	褐色細胞腫

※薬品名の表記は「一般名(製品名)」の順になっています。

ドブタミン塩酸塩 (ドブポン)	適応	●急性循環不全における心収縮力増強
	主な副作用	頻脈、期外収縮などの不整脈、血圧低下、またときに血圧上昇、動悸、狭心痛
	主な禁忌	肥大型閉塞性心筋症の患者

【ナ行】

ニカルジピン塩酸塩 (ペルジピン)	適応	●手術時の異常高血圧の救急処置 ●高血圧性緊急症 ●急性心不全
	主な副作用	麻痺性イレウス、低酸素血症、肺水腫、呼吸困難、狭心痛、血小板減少、肝機能障害、黄疸
	主な禁忌	頭蓋内出血で止血が完成していないと推定される患者、脳卒中急性期で頭蓋内圧が亢進している患者、急性心不全において高度な大動脈弁狭窄・僧帽弁狭窄・肥大型閉塞性心筋症・低血圧・心原性ショックのある患者、急性心不全において発症直後で病態が安定していない重篤な急性心筋梗塞患者
ニトログリセリン (ミリスロール)	適応	●手術時の低血圧維持 ●手術時の異常高血圧の救急処置 ●急性心不全 ●不安定狭心症 ●心筋梗塞（適応外使用）
	主な副作用	血圧低下、心拍出量低下、頻脈
	主な禁忌	硝酸・亜硝酸エステル系薬剤に対し過敏症の既往歴のある患者、閉塞隅角緑内障の患者、高度の貧血の患者

Chapter 6 救急治療で使う薬品

ニトロプルシド ナトリウム (ニトプロ)	適応	●手術時の低血圧維持 ●手術時の異常高血圧の救急処置
	主な副作用	過度の低血圧、リバウンド現象
	主な禁忌	脳に高度な循環障害のある患者、甲状腺機能不全の患者、レーベル病（遺伝性視神経萎縮症）、タバコ弱視あるいはビタミンB₁₂欠乏症の患者、重篤な肝機能障害や腎機能障害のある患者、高度な貧血の患者、シルデナフィルクエン酸塩・バルデナフィル塩酸塩水和物・タダラフィルを投与中の患者
ノルアドレナリン (ノルアドレナリン)	適応	●各疾患もしくは状態に伴う急性低血圧またはショック時の補助治療
	主な副作用	徐脈
	主な禁忌	ハロゲン含有吸入麻酔剤投与中の患者、他のカテコールアミン製剤投与中の患者

【ハ行】

ハロペリドール (セレネース)	適応	●統合失調症　●躁病
	主な副作用	悪性症候群、心室頻拍、麻痺性イレウス、遅発性ジスキネジア、抗利尿ホルモン不適合分泌症候群
	主な禁忌	昏睡状態の患者、バルビツール酸誘導体・麻酔剤等の中枢神経抑制剤の強い影響下にある患者、アドレナリンを投与中の患者、妊婦または妊娠の可能性がある患者
ヒドロコルチゾン コハク酸エステル ナトリウム (ソル・コーテフ)	適応	●急性循環不全（出血性ショック・外傷性ショック）およびショック様状態における救急
	主な副作用	ショック、感染症、続発性副腎皮質機能不全、骨粗しょう症、骨頭無菌性壊死、胃腸穿孔、消化管出血、消化性潰瘍
	主な禁忌	有効な抗菌剤の存在しない感染症、全身の真菌症患者、急性心筋梗塞を起こした患者

※薬品名の表記は「一般名（製品名）」の順になっています。

フェニトインナトリウム (アレビアチン)	適応	●てんかん様けいれん発作が長時間引き続いて起こる場合（てんかん発作重積症） ●経口投与が不可能でかつけいれん発作の出現が濃厚に疑われる場合 ●急速にてんかん様けいれん発作の抑制が必要な場合 ●ジギタリス中毒（適応外使用）
	主な副作用	皮膚粘膜眼症候群、中毒性表皮壊死症、SLE様症状、過敏症症候群、再生不良性貧血、汎血球減少
	主な禁忌	洞性徐脈・高度の刺激伝導障害のある患者
フェノバルビタール (ノーベルバール)	適応	●てんかん重積状態 ●新生児けいれん
	主な副作用	皮膚粘膜眼症候群、中毒性表皮壊死症、紅皮症、過敏症症候群、顆粒球減少、血小板減少、肝機能障害、呼吸抑制
	主な禁忌	急性間欠性ポルフィリン症の患者、ボリコナゾール投与中の患者
フェンタニル (フェンタニル)	適応	●全身麻酔、全身麻酔における鎮痛 ●局部麻酔における鎮痛補助 ●激しい疼痛に対する鎮痛
	主な副作用	依存性、呼吸抑制、無呼吸、換気困難、血圧降下、不整脈、期外収縮、心停止
	主な禁忌	筋弛緩剤の使用が禁忌の患者、頭部外傷・脳腫瘍などによる昏睡状態のような呼吸抑制を起こしやすい患者、けいれん発作の既往歴のある患者、喘息患者

Chapter 6 救急治療で使う主な薬品

Chapter 6 救急治療で使う薬品

ブプレノルフィン塩酸塩 (レペタン)	適応	●術後・各種がん・心筋梗塞症における鎮痛 ●麻酔補助
	主な副作用	呼吸抑制、呼吸困難、舌根沈下、ショック、せん妄、依存性、急性肺水腫
	主な禁忌	重篤な呼吸抑制のある患者、重篤な肺機能・肝機能障害のある患者、頭部障害・脳の病変から意識混濁が危惧される患者
プラリドキシムヨウ化物 (パム)	適応	●有機リン剤の中毒
	主な副作用	嘔気、口内苦味感、不整脈、胸内苦悶、下顎疲労感、軽度不快感、ヨード過剰症状
フルマゼニル (アネキセート)	適応	●ベンゾジアゼピン系薬剤による鎮静の解除および呼吸抑制の改善
	主な副作用	ショック
	主な禁忌	長期間ベンゾジアゼピン系薬剤を投与されているてんかん患者
フルルビプロフェン (ロピオン)	適応	●各種がんの術後における鎮痛
	主な副作用	ショック、アナフィラキシー様症状、急性腎不全、ネフローゼ症候群、胃腸出血、けいれん、喘息発作、中毒性表皮壊死症
	主な禁忌	消化性潰瘍のある患者、重篤な血液の異常のある患者、重篤な肝障害・腎障害のある患者。重篤な心機能不全のある患者、重篤な高血圧症のある患者、アスピリン喘息またはその既往歴のある患者、エノキサシン水和物・ロメフロキサシン・ノルフロキサシン・プルリフロキサシンを投与中の患者
プロカインアミド (アミサリン)	適応	●単形性心室頻拍（血行動態が安定） ●発作性上室性頻拍（血圧が安定）
	注意	AMI、低カルシウム血症、低マグネシウム血症では不整脈を誘発しやすい QT時間を延長させる他剤との併用の際は、慎重投与

※薬品名の表記は「一般名（製品名）」の順になっています。

フロセミド (ラシックス)	適応	●高血圧症・悪性高血圧・心性浮腫・腎性浮腫・脳浮腫・尿路結石排泄促進 ●急性または慢性腎不全による乏尿
	主な副作用	ショック、アナフィラキシー様症状、再生不良性貧血、汎血球減少症、心室性不整脈、間質性腎炎
	主な禁忌	20・100mg注：無尿の患者、体液中のナトリウム・カリウムが明らかに減少している患者、スルホンアミド誘導体に対し過敏症の既往歴のある患者 20mg注：肝性昏睡の患者 100mg注：腎毒性物質または肝毒性物質による中毒の結果起きた腎不全の患者、著しい循環血量の減少あるいは血圧の低下している患者
プロポフォール (ディプリバン)	適応	●全身麻酔の導入および維持 ●集中治療における人工呼吸中の鎮静
	主な副作用	低血圧、アナフィラキシー様症状、気管支けいれん、舌根沈下、一過性無呼吸、てんかん様体動
	主な禁忌	妊婦または妊娠の可能性がある患者、小児
ベクロニウム臭化物 (マスキュラックス)	適応	●麻酔時の筋弛緩 ●気管挿管時の筋弛緩 ●呼吸管理（適応外使用）
	主な副作用	ショック、アナフィラキシー様症状、遷延性呼吸抑制、横紋筋融解症、気管支けいれん
	主な禁忌	臭化物に対して過敏症の既往歴のある患者、重症筋無力症・筋無力症候群の患者、妊婦または妊娠の可能性のある患者

Chapter 6 救急治療で使う主な薬品

Chapter 6 救急治療で使う薬品

ヘパリンナトリウム（ノボ・ヘパリン）	適応	●汎発性血管内血液凝固症候群の治療 ●血液凝固の防止 ●血栓塞栓症の治療および予防
	主な副作用	ショック、アナフィラキシー様症状、出血、血栓症
	主な禁忌	出血している患者、出血する可能性のある患者、重篤な肝障害・腎障害のある患者
ペンタゾシン（ソセゴン）	適応	●麻酔前投薬および麻酔補助（15・30mg） ●各種がん、心筋梗塞、胃・十二指腸潰瘍などにおける鎮痛（15mg）
	主な副作用	ショック、アナフィラキシー様症状、呼吸抑制、依存性、神経原性筋障害、中毒性表皮壊死症、無顆粒球症、けいれん
	主な禁忌	頭部障害がある・頭蓋内圧が上昇している患者、重篤な呼吸抑制状態にある患者

【マ行】

ミダゾラム（ドルミカム）	適応	●麻酔前投薬 ●全身麻酔の導入 ●集中治療における人工呼吸中の沈静 ●けいれん重積状態におけるけいれん抑制（適応外使用）
	主な副作用	依存性、無呼吸、呼吸抑制、舌根沈下、アナフィラキシーショック、心停止、心室頻拍、心室性頻脈、悪性症候群
	主な禁忌	急性狭隅角緑内障のある患者、重症筋無力症のある患者、HIVプロテアーゼ阻害剤およびHIV逆転写酵素阻害剤を投与中の患者、ショックの患者、昏睡の患者、バイタルサインの抑制がみられる急性アルコール中毒の患者

※薬品名の表記は「一般名（製品名）」の順になっています。

ミルリノン (ミルリーラ)	適応	●急性心不全で、他の薬剤を投与しても効果が不十分な場合
	主な副作用	心室頻拍、心室細動、血圧低下、腎機能の悪化
	主な禁忌	肥大型閉塞性心筋症のある患者
メチルプレドニゾロンコハク酸エステルナトリウム (ソル・メドロール)	適応	●急性循環不全（出血性ショック・感染性ショック） ●腎臓移植に伴う免疫反応の抑制 ●受傷後8時間以内の急性脊髄損傷患者における神経機能障害の改善 ●気管支喘息
	主な副作用	ショック、心停止、循環性虚脱、不整脈、感染症、続発性副腎皮質機能不全、骨粗しょう症、骨頭無菌性壊死
	主な注意	生ワクチン・弱毒ワクチンを投与しない
モルヒネ塩酸塩 (モルヒネ塩酸塩)	適応	●心筋梗塞的疼痛 ●急性肺水腫や急性左心不全に伴う呼吸困難 ●激しい疼痛時における鎮痛・鎮静
	主な副作用	依存性、呼吸抑制、錯乱、せん妄、無気肺、気管支けいれん、麻痺性イレウス
	主な禁忌	重篤な呼吸抑制のある患者、気管支喘息発作中の患者、慢性肺疾患に続発する心不全の患者、けいれん状態にある患者
モンテプラーゼ (クリアクター)	適応	●急性心筋梗塞における冠動脈血栓の溶解 ●不安定な血行動態を伴う急性肺塞栓症における肺動脈血栓の溶解
	主な副作用	脳出血、消化管出血、肺出血等の重篤な出血、心破裂、心室中隔穿孔、心タンポナーデにおける心嚢液貯留等の重篤な不整脈、ショック
	主な禁忌	出血している患者、頭蓋内あるいは脊髄の手術または障害を受けた患者（2カ月以内）、頭蓋内腫瘍、動静脈奇形、動脈瘤のある患者

Chapter 6 救急治療で使う主な薬品

Chapter 6 救急治療で使う薬品

【ヤ・ラ行】

薬用炭 (薬用炭)	適応	●下痢症 ●消化管内の異常発酵による生成ガスの吸着 ●自家中毒・薬物中毒における吸着および解毒
	主な副作用	消化不良、長期連用による栄養障害
リドカイン (キシロカイン)	適応	●VF/VTによる心停止 ●心室機能が保持された、安定した単形性VT ●虚血が治療され、電解質バランスが是正された状態で、ベースラインのQT時間が正常で、左室機能が保持されている、安定した多形性VT ●Torsades de pointesが疑われる場合、ベースラインのQT時間延長を呈する安定した多形性VTに使用できる
	主な副作用	刺激伝導系抑制、ショック、意識障害、振戦、けいれん、悪性高熱
	主な禁忌	完全房室ブロックなどの重篤な刺激伝導障害のある患者、アミド型局所麻酔薬に対し過敏症の既往歴のある患者
ロクロニウム臭化物 (エスラックス)	適応	●麻酔時の筋弛緩 ●気管挿管時の筋弛緩 ●呼吸管理（適応外使用）
	主な副作用	ショック、アナフィラキシー様反応、遷延性呼吸抑制、横紋筋融解症、気管支けいれん
	主な禁忌	本剤の成分または臭化物に対し過敏症の既往歴のある患者、重症筋無力症・筋無力症候群の患者

※薬品名の表記は「一般名（製品名）」の順になっています。

救急・急変看護に役立つ欧文略語

A

AAD	acute aortic dissection	急性大動脈解離
ABC	airway, breathing, circulation	気道確保、呼吸管理、循環管理
ACB	aortocoronary bypass	大動脈冠動脈バイパス
ACE	angiotensin converting enzyme	アンギオテンシン変換酵素
ACLS	advanced cardiac life support	二次救命処置
AED	automated external defibrillator	自動体外式除細動器
AG	anion gap	アニオンギャップ
AGML	acute gastric mucosal lesion	急性胃粘膜病変
ALT	alanine aminotransferase	アラニンアミノトランスフェラーゼ
AMI	acute myocardial infarction	急性心筋梗塞
Amy	amylase	アミラーゼ
APC	argon plasma coagulation	アルゴンプラズマ凝固法
ARDS	acute respiratory distress syndrome	急性呼吸窮迫症候群
ASD	acute stress disorder	急性ストレス障害
ATP	adenosine triphosphate	アデノシン三リン酸

B

BE	base excess	塩基過剰
BLS	basic life support	一次救命処置
BSA	body surface area	体表面積
BUN	blood urea nitrogen	血液尿素窒素、血中尿素窒素

BVM	bag valve mask	バッグ・バルブ・マスク

C

CABG	coronary artery bypass grafting	冠動脈バイパス術
CHD	continuous hemodialysis	持続的血液透析
CHDF	continuous hemodiafiltration	持続的血液濾過透析
CHF	continuous hemofiltration	持続的血液濾過
COPD	chronic obstructive pulmonary disease	慢性閉塞性肺疾患
CPA	cardiopulmonary arrest	心肺停止
CPAOA	cardiopulmonary arrest on arrival	来院時心肺停止
CPAP	continuous positive airway pressure	持続陽圧呼吸
CPR	cardiopulmonary resuscitation	心肺蘇生（法）
CVP	central venous pressure	中心静脈圧

D

DDB	deep dermal burn	深部皮膚熱傷、Ⅱ度深達性熱傷
DIC	disseminated intravascular coagulation	播種性血管内凝固症候群
DKA	diabetic ketoacidosis	糖尿病性ケトアシドーシス
DNAR	do not attempt resuscitation	蘇生を試みるな
DOA	dopamine	ドパミン
DOB	dobutamine	ドブタミン
DPL	diagnostic peritoneal lavage	診断的腹腔洗浄法

E

EB	epidermal burn	表皮熱傷、Ⅰ度熱傷

ECC	emergency cardiac care	緊急心疾患（心臓）治療
ECS	Emergency Coma Scale	エマージェンシー・コーマ・スケール
ESWL	extracorporeal shock wave lithotripsy	体外衝撃波結石破砕術
ETCO$_2$	end tidal carbon dioxide	呼気終末二酸化炭素濃度
EVL	endoscopic variceal ligation	内視鏡的食道静脈瘤結紮術

F

FAST	focused assessment with sonography for trauma 外傷の初期治療における迅速超音波検査（通称：ファスト）	
FIO$_2$	fraction of inspired oxygen concentration	吸入酸素濃度

G

GCS	Glasgow Coma Scale	グラスゴー・コーマ・スケール
GPT	glutamic pyruvic transaminase	グルタミン酸ピルビン酸転移酵素
GVHD	graft versus host disease	移植片対宿主病

H

HD	hemodialysis	血液透析
HSE	hypertonic saline-epinephrine	高張ナトリウムエピネフリン

I

IABP	intraaortic balloon pumping	大動脈内バルーンパンピング
ICP	intracranial pressure	頭蓋内圧
IMV	intermittent mandatory ventilation	間欠的強制換気
IPPV	intermittent positive pressure ventilation	間欠的陽圧換気
IVP	intravenous pyelography	静脈性腎盂造影

IVR	interventional radiology	インターベンショナルラジオロジー

J

JCS	Japan Coma Scale	ジャパン・コーマ・スケール、3-3-9 度方式

K

KUB	kidney, ureter and bladder	腎・尿管・膀胱部単純 X 線撮影

L

LDH	lactate dehydrogenase	乳酸脱水素酵素
LMT	left main trunk	左冠動脈主幹部

M

MAP	mannitol-adenine-phosphate solution	人赤血球濃厚液
MC	medical control	メディカルコントロール
MDS	myelodysplastic syndrome	骨髄異形成症候群
MMT	manual muscle testing	徒手筋力テスト
MRA	magnetic resonance angiography	磁気共鳴血管造影法、MR アンギオグラフィー
MRI	magnetic resonance imaging	磁気共鳴画像診断法
MRSA	Methicillin-resistant Staphylococcus aureus	メチシリン耐性黄色ブドウ球菌

N

NICU	neonatal intensive care unit	新生児集中治療室
NPPV	non-invasive positive pressure ventilation	非侵襲的陽圧換気法、非侵襲的陽圧換気

NSAIDs	nonsteroidal anti-inflammatory drugs	非ステロイド系抗炎症剤（通称：エヌセイズ）

P

$PaCO_2$	partial pressure of arterial carbon dioxide	動脈血二酸化炭素分圧
PaO_2	partial pressure of arterial oxygen	動脈血酸素分圧
PBLS	pediatric basic life support	小児一次救命処置
PCI	percutaneous coronary intervention	経皮的冠動脈インターベンション
PCPS	percutaneous cardiopulmonary support	経皮的心肺補助
PCWP	pulmonary capillary wedge pressure	肺動脈楔入圧
PEA	pulseless electrical activity	無脈性電気活動
PEEP	positive end-expiratory pressure	呼気終末陽圧（通称：ピープ）
PEF	peak expiratory flow	最大呼気流量
PSVT	paroxysmal supraventricular tachycardia	発作性上室性頻拍
PTA	percutaneous transluminal angioplasty	経皮的血管形成術
PTD	preventable trauma death	防ぎえた外傷死
PTSD	post-traumatic stress disorder	外傷後ストレス障害

S

SAH	subarachnoid hemorrhage	くも膜下出血
SaO_2	arterial oxygen saturation	動脈血酸素飽和度
SB	Sengstaken-Blakemore tube	セングスターケン・ブレークモアチューブ
SDB	superficial dermal burn	浅層皮膚熱傷、Ⅱ度浅達性熱傷
SIRS	systemic inflammatory response syndrome	全身性炎症反応症候群

SLE	systemic lupus erythematosus	全身性エリテマトーデス
SpO$_2$	pulse-oxymetry oxygen saturation	パルスオキシメータ表示酸素飽和度
SVRI	systemic vascular resistance index	体血管抵抗係数
SVT	supraventricular tachycardia	上室性頻拍、上室頻拍

T

TAE	transcatheter arterial embolization	経カテーテル的動脈塞栓術
TdP	torsades de pointes	トルサード・ド・ポアンツ
TIA	transient ischemic attack	一過性脳虚血発作
TNF	tumor necrosis factor	腫瘍壊死因子
t-PA	tissue plasminogen activator	組織プラスミノゲンアクチベータ

U

UAP	unstable angina pectoris	不安定狭心症

V

VAP	ventilator associated pneumonia	人工呼吸器関連肺炎
VF	ventricular fibrillation	心室細動
VT	ventricular tachycardia	心室性頻拍、心室頻拍

W

WPW	Wolff-Parkinson-White syndrome	ウォルフ・パーキンソン・ホワイト症候群

さくいん

※**太数字**は、その項目タイトルページを示します。

欧文さくいん

【数字・ギリシア文字】

0.3%ドパミン ……………… 234
12誘導心電図 ……………… 43,**88**
20%ブドウ糖液 ……………… 234
Ⅱ度房室ブロック
（ウェンケバッハⅠ型）…… 61
Ⅱ度房室ブロック（モビッツⅡ型）
……………………………… 61,101
2峰性発熱 …………………… 53
5%ブドウ糖液 ……………… 234
50%ブドウ糖液 ……………… 234
5H5T ………………………… 41
9の法則 ……………………… 157,158
$α_1$遮断薬 …………………… 201

【A】

ABCDEアプローチ ………… 209
ACLS
(advanced cardiovascular life support)
……………………………… 100
ACS ………………………… **176**
AED
(automated external defibrillator)
……………………………… 32,36,86
AF …………………………… 61,101
AFL ………………………… 101
ALS（advanced life support）
……………………………… 30,**38**

AMPLE ……………………… 20,211
asystole ……………………… 60,96
A-Vブロック ………………… 61

【B】

BLS(basic life support) ……… **30**
BLSアルゴリズム …………… 30
Brooke ……………………… 159
Brudzinski徴候 ……………… 126

【C】

CCO ………………………… 247
CCU ………………………… 78
CO_2ナルコーシス …………… 93
CPR ………………………… 31
CRT ………………………… 139

【D】

D-マンニトール ……………… **260**
DKA ………………………… 184

【E】

EIS ………………………… 147
ESWL ……………………… 200
EVL ………………………… 147

【F】

f 波 ………………………… 101

【G】

GCS ………………………… 55
gurgling …………………… 240

【H】
HHS ······································ 184

【I】
ICU ······································· 78
IVP ······································ 202
IVR (Interventional radiology)
 ··· 147

【J】
JCS ······································· 55

【K】
Kernig徴候 ························· 126

【N】
NSAIDs ·········· 128,138,195,200

【P】
P波 ································ 60,100
PaCO$_2$ ··································· 28
PaO$_2$ ···································· 28
Parkland (Baxter) ··············· 159
PCI ································· 43,99
PEA (pulseless electrical activity)
 ······································ 60,96
PETCO$_2$ ································· 41
PSVT ······························· 61,101
PTCA ································· 178
pulseless VT ····················· 60,96

【Q】
Q波 ······································ 176
QRS波 ····························· 60,96

【R】
ROSC ···································· 42

【S】
S-Bチューブ ················ 147,175
SLR ···································· 142
SpO$_2$ ···················· 28,94,155,248
SSS ······································ 61
ST上昇 ································ 176
SvO$_2$ ·································· 247

【T】
T波 ································ 60,176
TAE ···································· 222

【V】
VF ································ 60,86,96
VT ······································· 86

和文さくいん

【あ行】
亜急性頭痛 ··························· 124
悪性高熱症 ··························· 154
悪性症候群 ··························· 154
アシドーシス ························· 95
亜硝酸アミル ························ **254**
アスピリン ····················· 161,**254**
アセチルシステイン ············ **254**
アセトン臭 ··························· 184
アデノシン三リン酸ニナトリウム
 ··· **254**
アデホス ······························ **254**
アデール ······························ **257**
アドレナリン ························ 234
アトロピン ··························· **253**
アナフィラキシーショック ······ 104

アニオンギャップ	160
アニソコリア	58
アネキセート	**264**
アミオダロン	**252**
アミサリン	**264**
アミノフィリン水和物	**255**
アルカリ眼外傷	189
アルテプラーゼ	**255**
アレビアチン	**263**
アンカロン	**252**
意識	54
意識障害	**116**
胃・十二指腸潰瘍	147
異所性妊娠	206
胃洗浄	160
イソプロテレノール	**255**
一次救命処置	18,**30**
イノバン	**260**
異物混入の処置	197
イレウス	**168**
咽喉頭異物	193,194,196
インスリン	**256**
ウイルス性結膜炎	190
うっ血性心不全	106
ウラジロガシエキス	200
ウリナスタチン	**256**
ウロキナーゼ	**256**
ウロナーゼ	**256**
運動性失語	113
エアウェイ	39,**241**,**242**
腋窩温	52
エスラックス	**268**

嚥下障害	114,155
塩酸オキシブチニン	201
塩酸基平衡障害	148
塩酸フラボキサート	201
塩酸リドカイン	72
嘔気	148
応急止血	70
嘔吐	**148**
温熱治療	201

【か行】

下位運動ニューロン障害	114
外傷胸腰椎骨折	141
外傷総論	**208**
開放性気胸	216,219
解離性大動脈瘤	50
下顎挙上法	32,64
覚醒障害	54
角膜疾患	190
角膜上皮障害	191
角膜腐食	189
下肢伸展挙上テスト	142
片麻痺	112
喀血	144
活性炭	160,161
カフ付き気管チューブ	64
下部消化管出血	147
下部消化管穿孔	165
カプノグラフィ	41
カフ用注射器	64,239
カルシウム	**256**
カルチコール	**256**

277

カルペリチド	**256**	救急患者の受け入れ	**27**
眼科救急	**189**	救急蘇生法	**30**
感覚性失語	113	急性咽頭蓋炎	193,194,195
間欠熱	53	急性冠症候群	135,**176**
肝硬変	173,180	急性呼吸停止	64
患者・家族への対応	**29**	急性心停止	64
患者のトリアージ	**28**	急性腎不全	57
肝性昏睡	**180**	急性大動脈解離	133,135
肝性脳症	180,182	急性頭痛	124
間接圧迫止血法	71	急性中耳炎	193,194,195
感染性ショック	154	急性中毒	**160**
完全(Ⅲ度)房室ブロック	61,101	急性腹症	137
間代性けいれん	110	急性付属器炎	204,206
冠動脈バイパス術	178	急性膀胱炎	198,200
眼内異物	191	急性扁桃炎	193,194,195
鑑別診断	23,41	急性緑内障	124,189
関連痛	137	胸腔ドレナージ	**80**
奇異呼吸	47	胸腔ドレナージチューブ	**80**
気管支喘息	49,92	胸骨圧迫	34,**68**
気管挿管	21,38,64,**238**	狭心症	176
気管チューブ	64,238	強直性けいれん	110
起坐呼吸	47	胸痛	**133**
キシロカイン	**268**	共同偏視	58
キーゼルバッハ部位	193	胸部X線写真	202
拮抗薬	161	胸部外傷	**216**
気道確保	30,32,39,**63**	キリップ分類	134
気道閉塞	92,219,241	緊急開胸止血術	85
気道熱傷	158	緊急冠動脈造影	179
機械的イレウス	168	筋腱損傷	223
機能的イレウス	168	筋性防御	139
奇脈	48	緊張性気胸	81,92,135,219
救急カート	**232**	クエン酸マグネシウム	**257**

クスマウル呼吸	46,185,**186**
クッシング現象	126
くも膜下出血	115,116,124
クーリング	155
クリアクター	**267**
グリセオール	**257**
グリセロール	**257**
グルトパ	**255**
クロルプロマジン	**257**
群発性頭痛	125
経カテーテル的動脈塞栓術	222
経口挿管	64
経静脈性腎盂造影	202
経静脈的ペーシング	90
頸静脈の怒張	106,143
頸椎損傷	64,124
経鼻胃管	145,170
経鼻カニューラ	66
経鼻挿管	64
経皮的冠動脈形成術	178
経皮的冠動脈インターベンション	43
経皮的腎瘻造設	201
経皮的ペーシング	90
頸部痛	**124**
稽留熱	53
けいれん	**108**
けいれん重積	109
けいれん性イレウス	168
下血	**144**
ケタミン塩酸塩	**257**
ケタラール	**257**
血圧	**50**
血圧測定	210
血液浄化法	161
血液分布異常性ショック	104
月経困難症	204
結紮止血	71
欠神発作	110
血尿	56,198,200
血便	144
解毒薬	161
下痢	**148**
ケルニッヒ徴候	126
言語障害	**112**
口咽頭エアウェイ	**241**
口腔温	52
高クロール性代謝性アシドーシス	150
抗けいれん薬	111
高血圧	50
交互脈	48
抗コリン薬	200
高浸透圧性高血糖状態	184,187
構造障害	112
高体温	52
喉頭鏡	64,238
項部硬直	126
硬脈	48
絞扼性イレウス	169
誤嚥性肺炎	114
呼気終末二酸化炭素分圧	41
呼吸	**45**

呼吸管理	**66**	ジクロフェナクナトリウム	**258**
呼吸困難	**92**	止血帯止血法	71
呼吸数	45	止血法	**70**
呼吸停止	92	止血用タニケット	71
呼吸パターン	46	ジゴキシン	**259**
呼吸リズム	45	ジゴシン	**259**
骨折	220	自己心拍再開	42
骨髄内投与	251	四肢外傷	**223**
骨髄路確保	40,251	四肢麻痺	112
骨盤外傷	**220**	死戦期呼吸	33,93
鼓膜温	52	弛張熱	53
コリンエステラーゼ阻害薬	201	失調性呼吸	46
コルホルシンダロパート塩酸塩	**257**	自動体外式除細動器	36,86
		耳内異物	193
コンタクトレンズ障害	189	耳鼻咽喉科救急	**193**
根治的止血	71	ジャクソンリース回路	67
コントミン	**257**	斜視	59
コンパートメント症候群	223,225	周期熱	53
		縮瞳	215

【さ行】

		臭化ジスチグミン	201
再灌流療法	42	出血性ショック	104,139,146
鎖骨下静脈	245	循環管理	18,40
サルブタモール硫酸塩	**258**	循環血液減少性ショック	104
三叉神経痛	189	上位運動ニューロン障害	114
酸素投与法	66	常位胎盤早期剥離	204,205
酸素マスク	66,236	硝酸イソソルビド	**259**
散瞳	215	食道静脈瘤破裂	146,147,175
産婦人科救急	**203**	食道穿孔	166
ジアゼパム	111,123,**258**	消化管穿孔	**165**
シーソー呼吸	47	消化性潰瘍	172
弛緩出血	203	上気道閉塞	94
子宮内反症	204	上室性頻拍	100

上部消化管出血	**172**
上部消化管穿孔	165
小脈	48
静脈炎	75
静脈穿刺法	75
静脈内投与	251
静脈路確保	40
褥瘡	215
除細動	19,36,**86**,249
除細動器	**249**
ショック	**104**
ショックの原因鑑別	107
除脳硬直	118
除皮質硬直	118
徐脈	101
徐脈型不整脈	61
ジルチアゼム	**259**
心因性腹痛	137
心筋梗塞	176
神経原性ショック	104,228
神経障害	58
神経毒	164
腎茎部血管損傷	201
腎結石	198
腎盂溢流	202
心原性ショック	104
人工呼吸	19,22,34,39
心室細動	60,86,96,98
心室性期外収縮	48
心室頻拍	86,100
浸潤麻酔	72
心静止	60,96,98
心臓ペーシング	**88**
心臓超音波検査	179
靭帯損傷	223
心タンポナーデ	84,107,135,143,219
心停止	**96**
心停止アルゴリズム	99
心嚢穿刺	**84**
シンビット	**252**
心房細動	101
心房粗動	101
水腎症	198,200
髄膜刺激症状	139
頭蓋内圧亢進	124,131,214
スタイレット	64,238
頭痛	**124**
スパインボード	229
スワン-ガンツカテーテルモニタ	**246**
正常洞調律	100
生理食-塩液	**260**
生理食塩水	234
セカンダリーサーベイ(外傷)	208
脊髄ショック	226
脊髄損傷	**226**
脊椎カラー	227
接続ドレナージユニット	80
切断	223
切迫するD	210-213,228
切迫早産	204
セルシン	**258**

セルディンガー法	244
セレネース	**262**
穿孔性眼外傷	189
全失語	113
前脊髄動脈症候群	226
前置胎盤	204
前鼻鏡	196
前立腺肥大	57
総頸動脈	49
創傷処置	**72**
ソセゴン	**266**
ソル・コーテフ	**262**
ソル・メドロール	**267**

【た行】

体温	**52**
体外衝撃波結石破砕術	200
対光反射	58,209,213
胎児心拍・陣痛計	207
体性痛	137
大腿神経伸展テスト	142
大腿静脈	245
大腿動脈	49
大動脈炎症候群	48,50
大動脈狭窄	50
大動脈弁閉鎖不全症	50
大動脈瘤破裂	142
大脈	48
多形性心室頻拍	100
脱臼	141,230
脱水症状	148
多尿	57

打撲	223,226
単形性心室頻拍	100
炭酸水素ナトリウム	123,**253**
単純性イレウス	169
単麻痺	112
チアノーゼ	94
チアミラールナトリウム	**260**
チェーン・ストークス呼吸	46,113,119
致死的不整脈	60
チトゾール	**260**
注射用蒸留水	234
中心静脈	76
中心静脈カテーテル	**244**
中心静脈路確保	76
中心性脊髄症候群	226
中枢性めまい	123
中毒	160
中脳・橋障害	58
超音波検査	84,171
腸管癒着	83
直接圧迫止血法	70
直腸温	52
椎間板炎	124
椎間板ヘルニア	141
椎骨動脈解離	124
対麻痺	112
低クロール性 代謝性アルカローシス	150
低血圧	50
低血糖昏睡	185
低酸素血症	93,94,159

低体温	52
低体温療法	42
ディプリバン	**265**
デブリドマン	73
電解質異常	117,148
電気凝固止血	71
頭頸部外傷	**212**
瞳孔	**58**
瞳孔不同	58,215
瞳孔測定	59
橈骨動脈	48,49,78
洞性徐脈	61
洞性頻拍	60,100
疼痛	75,139
疼痛コントロール	178
糖尿病	57,184
糖尿病性ケトアシドーシス	184,187
頭部CT検査	115
頭部後屈あご先挙上法	32,63
洞不全症候群	61
動脈血ガス分析	28
動脈ライン確保	**78**
吐血	**144**
ドパミン塩酸塩	**260**
ドブタミン塩酸塩	**261**
ドブポン	**261**
ドプラ心音計	205
トリアージ	16,24,**28**
努力性呼吸	47
ドルミカム	**266**
トレンデレンブルグ体位	77,163

【な行】

内頸静脈	76,245
内視鏡的静脈瘤硬化療法	175
内視鏡的静脈瘤結紮術	147,175
内視鏡的止血術	175
内臓痛	137
軟部組織損傷	223
軟脈	48
ニカルジピン塩酸塩	**261**
二次救命処置	22,38
ニトプロ	**262**
ニトログリセリン	234,**261**
ニトロプルシドナトリウム	**262**
ニトロール	**259**
ニフェカラント塩酸塩	**252**
尿	**56**
尿カテーテル	229
尿管結石	198-200,202
尿ケトン	184
尿道損傷	201
尿のアルカリ化	161
尿閉	198,199,201
ネオフィリン	**255**
熱傷	**156**
熱傷深度	156
熱傷深度診断	157
熱中症	**152**
熱中症の重症度	154
熱中症の分類	152
捻挫	223

脳炎	124
脳血管障害	112,**129**
脳梗塞	115,129
脳出血	115,116,129
脳卒中	114,129
脳動静脈奇形	108,130
脳ヘルニア	125,210,213,228
ノーベルバール	**263**
ノボ・ヘパリン	**266**
ノルアドレナリン	234,**262**

【は行】

バイアスピリン	**254**
敗血症性ショック	104
肺塞栓	135
バイタルサイン	17,45,48,50,52
バイトブロック	64,239
波状熱	53
バッグ・バルブ・マスク	39,67,**235**
発熱	**152**
羽ばたき振戦	180,181
パム	**264**
パルスオキシメータ	28,**248**
ハロペリドール	**262**
反跳痛	139
ハンプ	**256**
鼻咽頭エアウェイ	**242**
ビオー呼吸	46
非観血的測定法	51
鼻腔内異物	193,194,196
鼻骨骨折	193
微弱呼吸	92
鼻出血	193-195
非ステロイド系抗炎症薬	200
ヒドロコルチゾンコハク酸エステルナトリウム	**262**
泌尿器科救急	**198**
ヒューマリンR	**256**
頻拍型心房細動	61
頻尿	57
頻拍型不整脈	60
フィジカルアセスメント	28
フェイスマスク	236
フェニトインナトリウム	**263**
フェノバルビタール	**263**
フェンタニル	**263**
腹腔穿刺	**82**
複視	58
腹痛	**137**
腹部大動脈破裂	137
不正性器出血	203
不整脈	60,**100**
ブプレノルフィン塩酸塩	**264**
プライマリーサーベイ(外傷)	208
ブラウン・セカール症候群	226
ブラスター	239
プラリドキシムヨウ化物	**264**
ブルジンスキー徴候	126
フルマゼニル	**264**
フルルビプロフェン	**264**
フレイルチェスト	209,216,219
プロカインアミド	**264**

フロセミド	**265**	マンニットール	**260**
プロタノール	**255**	ミオクロニーけいれん	110
プロポフォール	**265**	ミダゾラム	**266**
平滑筋弛緩薬	201	脈拍	**48**
閉塞性ショック	105,216	脈拍数	48
ベクロニウム臭化物	**265**	脈拍リズム	48
ベックの三徴	135,143	ミラクリッド	**256**
ベネトリン	**258**	ミリスロール	**261**
ヘパリン加生理食塩液	78	ミルリノン	**267**
ヘパリンナトリウム	**266**	ミルリーラ	**267**
ペルジピン	**261**	無尿	57
ヘルベッサー	**259**	無脈性心室頻拍	60,96,98
ペンタゾシン	138,200,**266**	無脈性電気活動	60,96,98
ベンチュリーマスク	**237**	メイヨークリニック	55
膀胱炎	57	メイロン	**253**
膀胱腫瘍	198	メチルプレドニゾロンコハク酸	
膀胱タンポナーデ	198,200	エステルナトリウム	**267**
膀胱内注入療法	201	メニエール病	121
膀胱留置カテーテル	56	めまい	**121**
乏尿	57	網膜中心動脈閉塞症	189
発作性上室性頻拍	61,101	モルヒネ塩酸塩	**267**
ボスミン	**252**	モルヒネ中毒	215
ボルタレンサポ	**258**	モンテプラーゼ	**267**

【ま行】

マグコロール	**257**	【や行】	
マグネシウム	**253**	薬剤投与	40
マスキュラックス	**265**	薬用炭	**268**
末梢静脈	245	癒着胎盤	204
末梢静脈路	40,74,251	腰筋筋膜症	141
末梢静脈路確保	**74**,147,251	用手気道確保	63
麻痺	**112**	用手的正中固定法	227
麻痺性イレウス	169,170	腰痛	**141**
		腰背部痛	198,200

【ら・わ行】

ラシックス	**265**
ラリンジアルマスク	39,**243**
卵巣出血	205,206
卵巣嚢腫の茎捻転・破裂	204,206
リザーバフェイスマスク	236
離断	223
リドカイン	**268**
流産	204
硫酸アトロピン	**253**
硫酸マグネシウム	**253**
緑内障	124
涙小管断裂	189
レペタン	**264**
ロクロニウム臭化物	**268**
ログロール法	229
ロピオン	**264**

【主な参考文献】

『救急診療指針(改訂第3版/第4版)』(日本救急医学会監修／へるす出版)
『救急蘇生法の指針<2010>医療従事者用』
(日本救急医療財団心肺蘇生法委員会監修／へるす出版)
『AHA心肺蘇生と救急心血管治療のためのガイドライン2010』
(日本蘇生協議会監修／シナジー)
『ACLSプロバイダーマニュアル AHAガイドライン2010準拠』
(AHA著／シナジー)
『ECC（救急心血管治療）ハンドブック2010』(AHA著／シナジー)
『JRC蘇生ガイドライン2015オンライン版』(日本蘇生協議会)
『心肺蘇生と救急心血管治療のためのガイドラインアップデート2015ハイライト』
(American Heart Association)
『今日の救急治療指針 第2版』(前川和彦・相川直樹監修／医学書院)
『今日の診断指針 第7版』(金澤一郎・永井良三総編集／医学書院)
『問題解決型 救急初期診療』(田中和豊著／医学書院)
『外傷初期看護ガイドライン』(日本救急看護学会監修／へるす出版)
『急性中毒診療ハンドブック』(相馬一亥監修・上條吉人著／医学書院)
『救急治療・薬剤ハンドブック』(山本保博・横田裕行総監修／じほう)
『E.M.T Support Book』(山本保博・石原哲監修／東京法令出版)
『救急ケアマニュアル』(小林國男責任編集／照林社)
『救命救急エキスパートナーシング』(大橋教良・澁谷王徳・坂本哲也編集／南江堂)
『図解救急ケア』(芦川和高監修／学研メディカル秀潤社)
『救急患者のフィジカルアセスメント』(大友康裕編／メディカ出版)
『急変・院内救急実践ハンドブック』
(東京医科大学病院看護部教育委員会編著／中央法規)
『場面別急変対応マニュアル』(佐藤憲明編著／照林社)
『院内急変と緊急ケアQ&A』(岡元和文編集／総合医学社)
『わかる！できる！急変時ケア』(中村美鈴編集／学研メディカル秀潤社)

【STAFF】
表紙デザイン ● たかやま ふゆこ
本文デザイン ● HOP BOX
イ ラ ス ト ● 瀬戸奈津子　堀江利也
編集・執筆 ● (株)オフィスバンズ

【注意】
薬剤の内容については、出版時において容認されている標準的治療に適応するように十分考慮しました。ただし、薬剤の使用にあたっては、個々の添付文書を参照し、適応・用法等を常にご確認お願いします。

本書に関する正誤等の最新情報は下記のURLでご確認下さい。
http://www.seibidoshuppan.co.jp/support

※上記URLに記載されていない箇所で正誤についてお気づきの場合は、書名・発行日・質問事項（ページ数等）・氏名・郵便番号・住所・FAX番号を明記の上、郵送かFAXで成美堂出版までお問い合わせ下さい。※電話でのお問い合わせはお受けできません。
※ご質問到着確認後10日前後に回答を普通郵便またはFAXで発送いたします。

パッと引けてしっかり使える　救急・急変看護ポケット事典 [第3版]

2019年10月20日発行

監　修　佐々木勝教（ささき かつのり）

発行者　深見公子

発行所　成美堂出版
　　　　〒162-8445　東京都新宿区新小川町1-7
　　　　電話(03)5206-8151　FAX(03)5206-8159

印　刷　広研印刷株式会社

©SEIBIDO SHUPPAN 2016　PRINTED IN JAPAN
ISBN978-4-415-32171-4
落丁・乱丁などの不良本はお取り替えします
定価は表紙に表示してあります

- 本書および本書の付属物を無断で複写、複製(コピー)、引用することは著作権法上での例外を除き禁じられています。また代行業者等の第三者に依頼してスキャンやデジタル化することは、たとえ個人や家庭内の利用であっても一切認められておりません。